SAMVARO MED PERSONER MED
DEMENSSJUKDOM

Jane Cars and Birgitta Zander
Kurube Noriko

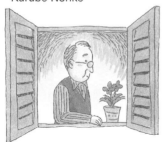

ジェーン・キャッシュ
ビルギッタ・サンデル 著

訓覇法子 訳

認知症ケアの自我心理学入門

自我を支える対応法

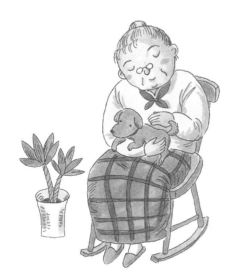

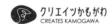
クリエイツかもがわ
CREATES KAMOGAWA

本書は『痴呆の人とともに──痴呆の自我心理学入門』（2003年7月初版発行、3刷）を、2006年8月に「痴呆」を「認知症」に置き換え、訳の見直し、スウェーデンの「認知症ケアのスーパービジョン」を付録として掲載、改訂新版として発行した。
その後、原書が大幅に改訂された新版の発行に伴い、訳を全面的に見直し、タイトルも変更して新版として刊行する。

SAMVARO MED PERSONER MED DEMENSSJUKDOM
by Jane Cars and Birgitta Zander
Copyright © 2006 by Författarna och Gothia Förlag AB
Japanese translation published by arrangement with
GOTHIA FORTBILDNING through The English Agency
(Japan) Ltd.

まえがき

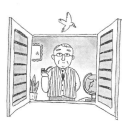

「夫ができるかぎり気分よく過ごせるように、私はどうやって援助したらよいのでしょうか」と、疲れきった妻はため息をつきます。

「認知症の人たちはどうして、時々説明のし難い反応をするのでしょうか」と、介護職員は質問してきます。

私たち老年臨床心理士は、このような質問を家族や介護職員から何度受けてきたことでしょう。多くの家族が適切な対応を見つけるための援助がほしいと訴えてきました。そして、病気の初期の段階で家族が適切な援助を得ていたら、試行錯誤を繰り返す必要はなかったでしょう。多くの失敗や摩擦も避けられたはずです。

けれどもその一方で、私たち老年臨床心理士は、認知症の人たちの「健康な」部分を日常のなかで見出し、彼らの損なわれた部分を補い、支援する家族の能力にいつも感心させられてきました。明確に定義されているわけではありませんが、これらの家族たちは認知症の人の「補助自我」として機能しているのです。

認知症の人たちに対する日常生活での対応が、彼らの自尊心と人生の質を左右する重要な意味をもっているからこそ、私たちは認知症の人たちの家族と高齢者ケアの現場で働く介護職員のためにこの本を出版したいと考えました。この本は、認知症の人たちやその家族たちが私たちに提供してくださった経験の結果に基づいて生まれたものです。

この本の目的は、認知症の人たちをより正しく理解するとともに、認知症の人たちが身近な環境をどのように受けとめるかについて、知識を深めることにあります。さらに、本書は、近親者あるいは介護職員であるあなたが日常生活において認知症の人に対してどのような対応をすればよいのか、具体的な手引きを提供するものです。そして、あなたがすでにもっている知識を体系化するための手助けとなることも、この本の目的のひとつです。

私たちはなるべくわかりやすい表現を選び、読者であるあなたが自分の経験に照らし合わせることができるように、できるかぎり多くの事例を取り上げるこ

とに努めました。もちろん、すべてのことを自分の経験につなげることは難しいでしょう。心当たりがある状況に出会ったら立ち止まってみてください。そして、私たちが学んでほしいと思う「自我を支える対応例」を読んで、あなたならどのような対応をするだろうかということを考えてみてください。

　この本はあなたを恐怖に陥れるために書かれたものではありません。あなたがこの本を百科事典のように使うことを妨げるものでもありませんし、各章は独立した内容によって構成されていますから、読みたいところから読んでくださって結構です。

　この本が取り上げる「よいアドバイス」が完璧すぎて、日常の生活で簡単に適用できないと感じたときは、どうぞ次のことを思い出してください。

　すべてのことがいつも正しく実践されることは不可能なのです！

　さらに関心のある人には、自我を支える対応の仕方の理論的な背景について、この本の後半で読んでいただくことができます。最後に、もっとも一般的な認知症疾患の特徴をわかりやすくまとめてみました。

　参考文献としては、日本で訳された本として、マイ・ファント著『お母さんが子どもになった』（講談社、1991年）があります。ほかにも近年、認知症に関する本が数多く出版されていますし、図書館でも認知症の文献リストを得ることができます。

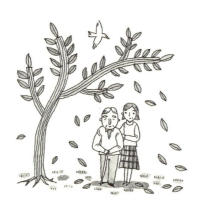

　最後に、私たちの原稿を読み、貴重な感想をくださった家族、介護職員、ニーズ査定主事、高齢者ケアの責任者、看護師、臨床心理士のみなさんに感謝を申し上げます。

ストックホルム　1998年9月
ジェーン・キャッシュ　＆　ビルギッタ・サンデル

新版へのまえがき

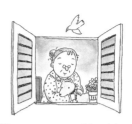

　1998年に発行された「認知症の人とともに」は、所望してくださる人が多く増刷を重ねました。デンマーク語、ノルウェー語、日本語にも訳されました（注：ハンガリー語にも）。

　改版にあたって、読者からいただいた質問、意見、提案を検討して、いくつかの改定作業を行いました。たとえば、認知症疾患によってもたらされる変化を認知症の人（注：認知症疾患の人が正確であり、認知症とは疾患がもたらす認知障害の症状を意味するが、わかりやすくするために今まで使用してきた認知症の人という用語を同義語として使用する）がどのように受けとめるか、それらの変化に家族がどのような反応を示すかなどの部分です。多様な認知症疾患に関する記述も新しい知見に基づいて書き直しました。自我を支える対応についても、より明確に、より詳細に書き直しました。

　私たちが話した多くの人たちから、学習会のテキストとして最適だという評価を受けました。したがって、家族および介護職員のためのそれぞれの学習計画と討議課題を付け加えました。これを使うことによって、どのように認知障害をもつ人たちを理解し、自我を支える対応法を改善できるか、ということをお互いに話し合うことが可能となります。学習計画は、本の最後のPart.4で紹介します。

　私たちが願うことは、装いを新たにしたこの本が、一つには認知症の人たちの家族のために役立つ支援となり、もう一つには仕事において認知症の人たちに出会うすべての職業グループのための指針となることです。私たちの経験によれば、自我心理学の方法に基づいてよく吟味された対応法は、認知症の人のQOLの向上に貢献するはずです。

　アン-カトリン・エドルンドとオネルヴァ・トロネンの貴重な意見に感謝します。

　　　　　　　　　　　　　　　　　　　　　　　ストックホルム　2006年9月
　　　　　　　　　　　　　　　　　　ジェーン・キャッシュ ＆ ビルギッタ・サンデル

本書の紹介とすすめ

　本書は、認知症の本人と家族そして介護職員のための最良のガイドブックです。

　著者が実際にかかわった娘が介護する母親、夫を介護する妻という、二つのケースを中心にして、認知症ケアの奥義が具体的に述べられていきます。

　この本のすばらしいところは、具体的なことがわかりやすく述べられているところにとどまりません。具体的手引きがしっかりとした体系性をもった理論に照らしながら練り上げられているところが貴重です。その理論は「自我を支える対応法」と「自我心理学」というものにまとめられたものですが、その説明のされ方は、初版と比較して随所に改善点が見られます。著者たちが、介護者や本人たちとの対話を大切にし、研修会等でのスーパーバイザーとしての実践を積み重ねられてきたことが生かされているのでしょう。今回の新版には、「自我を支える対応法」を学ぶための「学習計画」のモデルも追加されています。

　本書に書かれている事例はスウェーデンでのものが中心なのですが、日本においてもそのまま活用できる普遍性をもったものです。現に本書は多くの国で翻訳出版されています。

　本書では、認知症の人の自我を理解し、それを発揮できるようにすることが出発点におかれています。それは言い換えれば個人の尊重、人権の尊重を基本においていることを意味します。

　本書は、介護者の健康にも深い配慮がおかれています。またそのことが本人に安心感をもたらすのだとも述べられています。

　本書は家族や介護職員にとっては、認知症の人をどう捉えることがよいのか、

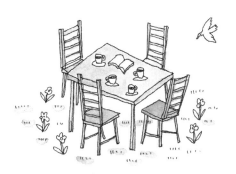

　日々ぶつかかる認知症に人の行動（そこには性的な行動も含まれる）をどのように受けとめ、どのように対応することが最善なのかについて、数々のヒントが述べられています。この本をテキストにした学習会の開催方法や進めたかについてのていねいなアドバイスも書かれています。

　この本は、また一般の人にとっての「老いの受容」の手引きでもあります。これから老いに向かう中年期、初老期のひとが、心身にあらわれる機能の衰えにどのように向き合い、どう受けとめることが、老いの準備としてふさわしいのかを考える手引きにもなっているのです。

　本書は、専門家にとっては「ケアの倫理」というものがよってたつ根拠を実践的に考えるよりどころを提示している書として読むことができます。

　訳者の訓覇法子さんは、本書をつかったスーパビジョンの講習会を日本国内で継続し、著者とも情報を共有してこられ、訳者として最適の信頼がおける研究者です。私は、認知症の当事者クリスティーン・ブライデンの著書（クリエイツかもがわより出版）とともに、本書を現代の高齢社会に生きるすべての人にとっての必読の書として、推薦するものです。

立命館大学教授、総合社会福祉研究所理事長
石倉康次

認知症ケアの自我心理学入門
自我を支える対応法
もくじ

まえがき　3

新版へのまえがき　5

本書の紹介とすすめ　**石倉康次**　6

Part.1　変化の体験 ……………………………………… 11

1　人間──不思議なパズル　12
2　変化と喪失　13
3　認知症の人は、変化をどう受けとめるのでしょうか？　16
4　家族の体験と反応　24
5　変化に対処すること　31
6　認知症の人、エンマ・フルトとエリック・マルムの事例から　36
7　尊厳ある人としての接し方とは　40

Part.2　認知症ケアの実際における自我機能 ………………45

1　自尊感情がおびやかされます　46
2　思考能力が衰えます　50
3　アイデンティティの混乱が起こります　65
4　外界への認識や体験が変化します　68
5　人間関係が変化します　78
6　五感から得る印象の処理が悪化してきます　82
7　判断能力が低下します　85
8　感情のコントロールが十分にできなくなります　87

9 不安は解消されなければなりません 95
10 自立心が弱まります 102
11 空想・想像力が萎縮します 110
12 全体性と関連性が失われます 111
13 自我の内側の真髄 114

Part.3 さらに深めたい人のために 117

1 「自我心理学」のすすめ 118
2 12の自我機能 120
 (1) 支配・達成 120
 (2) 思考過程 121
 (3) 外界と自己に関する現実感 124
 (4) 現実検討 126
 (5) 対象関係 127
 (6) 刺激防壁 129
 (7) 判断・予測力 130
 (8) 欲動を制御する機能 131
 (9) 防衛機制 132
 (10) 自律的自我機能 134
 (11) 適応的な退行 135
 (12) 統合機能 136
3 自我を支える対応法 137
4 すべてのもの忘れが認知症疾患のせいではありません 146
5 認知症疾患の種類と主な症状 149

Part.4 家族と介護職員のための学習計画 157

1 家族のための学習計画 158
学習会1：学習会の開始 160

学習会2　テーマ：思考能力が衰えます　160

学習会3　テーマ：外界への認識や体験が変化し、

人間関係が影響を受けます　162

学習会4　テーマ：五感から得る印象の整理が悪化し、判断力が衰えます　163

学習会5　テーマ：感情のコントロールが十分にできなくなります　164

学習会6　テーマ：自立・自律性が減少し、自尊感情がおびやかされます　166

学習会7　テーマ：自分のケアをすること？　167

2　介護職員のための学習計画　169

学習会1　開始のための集まり　171

学習会2　テーマ：もの忘れと認知症疾患　171

学習会3　テーマ：思考能力が衰えます　172

学習会4　テーマ：外界への認識や体験が変化し、人間関係が影響を受けます　173

学習会5　テーマ：五感から得る印象の整理が悪化し、判断力が衰えます　175

学習会6　テーマ：感情のコントロールが十分にできなくなります　176

学習会7　テーマ：自立・自律性が減少し、自尊感情がおびやかされます　177

学習会8　テーマ：日常における倫理的ジレンマ　178

＜付録＞認知症ケアのスーパービジョン

──「自我を支える対応法」に基づいたスーパビジョン　180

1　認知症ケアのスーパービジョンとスーパーバイザー　180

2　なぜ、スーパービジョンが必要なのでしょうか？　181

3　スーパーバイザーとして求められることとは？　182

4　多様なスーパービジョンの視点　183

5　スーパービジョンの過程　186

6　スーパービジョンの時間構成　193

7　スーパーバイザーの振り返り作業　194

8　スーパーバイザーの役割と基本姿勢　195

9　スーパービジョンの一例　198

10　スーパービジョンへの感想　207

資料1　認知症の人の能力の体系化と適切な自我を支える対応法　209

資料2　記録例　213

Part.1 変化の体験

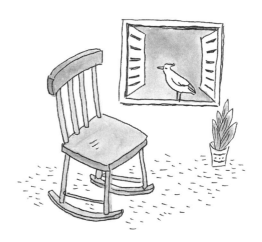

1 人間——不思議なパズル

　人間と人間の行動を記述し、理解するには多くの方法があります。人間とは不思議な存在であり、人間が内包するすべてを完全に記述することは不可能に近いことです。私たちが知っていることといえば、人とは、多くの能力をもち、しかもそれらが複雑に構成された存在である、ということです。人とは、考える、新しいことを学ぶ、失敗をする、他の人と交流する、怒る、痛みを感じる、自信をなくす、思い出すことができる、というように。

　少し簡単すぎるかもしれませんが、人間とはひとつのパズルにたとえられるかもしれません。美しく切断された木のパズルを考えてみてください。完全に組み合わさったパズルの断片とできあがった素晴らしい絵像を見ると、それを作った名匠に思いを馳せるでしょう。

　パズルの一枚一枚が人間の能力（自我機能）を表しています（自我とは、意識や行動の主体を指す概念）。調和のとれた人間を形成すべく、すべての断片がお互いに影響しあい、協働するのです。

　私たちのパズルは12の断片でできています（もっとも、人間がいくつのパズルの断片によって構成されているかということは、誰がどのように人間を見るかということによって異なってきます）。その一枚一枚のパズルにそれぞれの自我機能があります。一人の人間と人格の総合的な図を描くには、すべてのパズルの断片——すべての自我機能——に注目しなければなりません。パズルを取

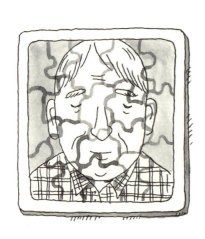

り上げて、考察し、どのように機能するかを検討する必要があります。パズルは、どのように保存されているでしょうか？　とがっているでしょうか？　破損しているでしょうか？　以前と変わらず、あるべきそれぞれの位置にうまく納まっているでしょうか？

　Part.2の第1章から第12章で、12の自我機能—パズルの断片—を説明したいと思います。それらが、認知症疾患を患った時点でどのような様相になるのか、またどのように影響しあうのかを見てみましょう。そのうえで、118ページからは、これらの自我機能の背景にある理論をさらに深めてみたいと思います。

　まず、認知症疾患を患うとどのような変化が起こり、家族がそれらの変化に対してどう対応すればよいのかという一般的な章からはじめます。

2　変化と喪失

　「みんな歳を重ねたいと思うが、老いた存在であることは希望しない」は、老いについての重みのある言葉です。自分が老いた存在であることを認め、高齢者グループに所属することを認めたくない気持ちは、多くの老年学研究によって明らかにされています。歳を重ねることに対して恐怖感を抱くのは、歳をとることによってもたらされる変化や喪失によるものです。

　歳をとれば体が変化しますが、変化は必ずしも魅力あるものではありません。しかし、イングリッド・ショーストランドの本『王たちの国で』の中で、歳をとることは恐ろしいことだという嘆きに対して、一人の女性が実に聡明に答えています。「歳をとること自体に意味があるのです。自分の美しいものをすべて失えば、後に何が残るでしょうか。残るのは、自分自身なのです。そのことに意味があるのです」

Part.1 変化の体験 ｜ I3

歳をとれば、体を動かしたり、見たり、聞いたりする力も衰えます。高齢者は、そのような変化に適応しなければなりません。踏み台に上ることも難しくなり、戸棚の上の方にしまってある花瓶を下の方に移動させなければなりません。信号が青の間に道路を渡りきることも難しくなります。日常生活において難しいことをやりこなせるように、適応するためのコツを見つけなければなりません。コツを見つけるためには、ときには痛みをともなう新しい考え方が要求されるものです。

　高齢者の自分に対する認識も、周りの否定的な見方に大きく左右されます。若いことが理想的だとみなされ、長年の人生経験が軽視される社会に私たちは生きています。時々、高齢者から「どうでもよい存在として扱われる」ということを聞きます。高齢者に耳を傾ける人は稀で、必要とされない存在になりがちです。

　誰からも必要とされないと感じることはつらいことです。「歳をとれば、当然そうなりますよ」と言われ、周りから自分の問題が真剣に受けとめてもらえないと多くの高齢者が語っています。

　高齢者になると、自分の人生をコントロールすることができなくなり、周りに影響を与えることができなくなったという思いがします。高齢者の最善とは何かを知っているのは他の人たちであり、高齢者はまるで存在しないかのように物事が決められます。歳をとればとるほど、自分と同年齢の人が去っていき、孤独であることを実感します。長生きをする者は、悲しみと喪失を何度も味わわなければなりません。悲しみに向かい合い、それを背負っていくことが生きることの作業となります。

　老いることによって生じる変化を考えるとき、それには往々にして否定的な意味合いがあります。老いを問題視しがちですが、変化には肯定的な側面もあります。ダーゲンス・ニーヘテル（注：スウェーデンの朝刊紙名）に掲載された、75歳を迎えるにあたってのインタビューで、作家でありジャーナリストであるアンデシュ・エーンマルクはこう言っています。

　「老いることは思っていた以上によいことである。実際、非常に楽しいこと

だ。将来や周りがどう思うかなど気にする必要がない。そんなことはどうでもよくなる。歳をとることは解放されることだ。明日ではなく、今という瞬間に生きることができるのは、老いの特権である」

　認知症疾患（脳機能障害・認知障害）を発症する大半の人が高齢者です。認知症の人は、通常の老いと病気による変化と二つの喪失に取り組まなければなりません。「パズルの断片」の一部は形を変え、あるいは他の部分は形そのものが失われてしまいます。認知症の人が総体的な存在として実感できるように、できるかぎりパズルがうまく機能できるように支援することが、認知症の人との出会いに要求される大きな挑戦です。

　認知症疾患を患うようになると、思考能力、行動、パーソナリティ（その人となり、人柄、個人性）に影響を及ぼします。記憶、見当識、抽象的思考、問題解決能力、言葉、判断、集中力などが衰えます。自立や自分をコントロールし、自立して日常生活を営む能力が徐々に失われます。

　通常の加齢による変化に影響を与えることは難しいです。しかし、認知症疾患によってもたらされる喪失や変化の一部は、この本で紹介する自我を支援する方法によって補うことができます。自我を支援する方法は、認知症疾患によってもたらされる喪失や変化を軽減し、認知症の人たちのつらく、痛みをともなう体験を緩和することができます。

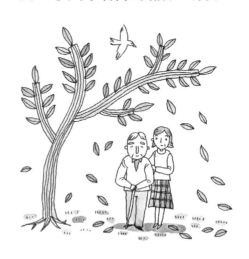

Part.1 変化の体験 | 15

3 認知症の人は、変化を どう受けとめるのでしょうか？

　人が一度築き上げた自分への認識能力を失うとき、いったいどういうことが起こるのでしょうか？　健常である私たちに、認知症の人が認識能力の喪失をどのように受けとめているのか、理解することができるでしょうか？　それはおそらく難しいことでしょう。しかし私たちは、人生経験や共感性を駆使することによって、認知症の人がどのように感じているのか、理解するよう努めることはできます。

　認知症の人として生きることがどのようなものであるかを理解することは、尊厳ある専門的な対応が可能になる最初の重要な一歩です。

　アグネータ・イングベリィはスウェーデン教会の牧師でした。アルツハイマー病の診断が下されたのは58歳のときでした。それまでにもすでに長期にわたって、彼女は多様な症状に対する援助を求めてきました。診断が下された3年後に、私たちは彼女に会いました。

　記憶の悪化をもたらす病気はいくつかありますと、アグネータ・イングベリィは話します。私は長年痛いリウマチを患ってきましたが、しばらくすると繊維筋痛という診断が下されました。この病気を患う人たちは、私と同じように記憶と集中力の困難を訴えていました。さらに、私は高血圧であることもわかりました。

　アグネータ・イングベリィは一時期、多くの医者の診断を受け、自分は燃え尽き症候群ではないのかとも考えました。ある夜、地下鉄に乗ったはいいが、自宅を見つけることができなかったことから、記憶検査科に紹介され、しばらくしてアルツハイマー病だと診断されました。

　それから3年が過ぎましたが、診断名を与えられたときよりも今の方がずっ

と元気です。当時は、自尊心がおびやかされましたと、彼女は続けます。もう一人の自分が自分の側に立っているような、非現実的な感情でした。病院での検査から自宅に戻ったとき、天涯孤独の思いに襲われました。完全に思考が停止し、最悪のことが自分に起こったと思いました。当時の不安は今とは比べ物になりません。すべてのことが終わったような気持ちで、法定後見人や遺言書などすべてを一挙に用意しなければと思いました。

　後になって、アグネータ・イングベリィは、たとえアルツハイマー病を患っていても、良い人生、すなわち意義がある人生や日々を送ることができることを発見しました。病気がもたらした哀しみに向かい合い、整理をすることで、自分の現実を受容し、自分に残っている能力で良い人生を送ることは可能であるという境地にたどり着きました。それまでときおり陥ったうつ症状に悩まされることもなくなりました。

　寝間着から洋服に着替えて、1日をスタートできるような予定が毎日手帳にほしいのですと、アグネータ・イングベリィは話します。毎日外出することは重要です。

　私の夫ウルフは大事な人ですし、娘のマリアも私の大きな喜びです。一人で生きることは難しいと思います。私の周りには友達がいますし、友達のために私がいます。決して一方的な依存関係でないことは、気分のいいことです。電話がかかってこなくなったら、どんなに寂しいことでしょう。

　アグネータ・イングベリィには、彼女に言わせると生活の中の休憩所（オアシス）があります。それは、たとえば太極拳、イコン画、図書館への訪問などです。また、彼女は昔から人々に対して話すことが好きでしたが、今でも他者に対して話すことは彼女に喜びを与えてくれます。

　牧師を辞めたとき、公式な場で話すことは、これで終わりになると思いま

したが、今はアルツハイマー病患者としての人生を語ることができますと、彼女は言います。講演の後、「あなたの一生は牧師としての伝道者でしたが、今あなたは病を語る異なる使命を授けられたと思いますよ」と、ある人が私に言いました。

アグネータ・イングベリィは、多すぎる人の声や、高すぎる音に耐えることができません。以前は、彼女は周囲の喧騒に気がつきませんでした。今は、彼女にはすべての音が聞こえます。音を選り分ける能力が失われてしまったからです。最近、アグネータ・イングベリィは友人の70歳のお誕生日の祝いの会に出席しました。友人の家族の孫たちが自由に遊ぶことを許されて、部屋中を走り回り、にぎやかに遊び始めるまではうまくいきましたが、その後は耐えられませんでした。

一番良いのは、同時であれば二、三人だけで会うことです。そうであれば、集中して、一人ひとりの話に耳を傾けることができます。

会話のあるテレビドラマでバックグラウンドミュージックが流れることも、会話を聞き分けることを難しくします。アグネータ・イングベリィにとっては、会話と音楽が別々になっていることが最善です。一度に多くのことが起こると、彼女の頭の中は混乱状態に陥ります。

テレビの点滅するときの光や、早すぎる画面の切り替えも耐えられません、と彼女は言います。そんなときは目を瞑ります。たとえば、介護施設の居間でつけっぱなしのテレビですが、絶えず流される音とともに生活しなければならないかと思うと、将来が不安になります。

アグネータ・イングベリィは、今は昔のように多くのことを一度にこなすことは難しく、一つずつ取り組まなければなりません。一つのことをこなすにしても、昔より多くの時間が必要で、急ぐことはできず、ストレスに耐えることができません。

刺し目を数えることができないために、刺繡をすることができなくなったことも寂しいことですと、彼女は言います。車間距離の判断ができないので、車を運転することも止めました。しかし、まだ読むことはできるので、読書は大きな喜びです。
　以前、アグネータ・イングベリィは、それほど整理整頓が得意ではありませんでしたが、今はとても重要になりました。彼女の家では、すべての物の置き場所が決まっています。そうでないと物を見つけることができません。部屋の決まった片隅に書斎机を置くというように、固定した場所が必要です。

　整頓はだらしがない人のために必要だと、私の祖母がよく言っていましたと、彼女は笑って言います。
　家族は恥ずかしいために、多くの場合、家族の中に認知症の人がいるということを話したがりません。しかし、それではうまくいかなくなります。アグネータ・イングベリィの娘マリアは恥ずかしさを今は捨てて、母親の病気のことを他の人たちに話します。そのことに、アグネータ・イングベリィはほっとしています。
　私が若いときは、ガンは隠したく思う病気でしたと、アグネータ・イングベリィは言います。その代わりに今は、脳に関係するすべての病気を恥じます。たとえそういう病気であっても、話すことが大事です。私は、私の病気の後ろに隠れたいとは思いません。

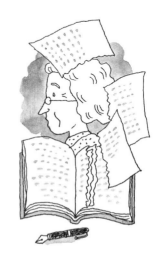

　私のモットーは、残された時間を大切にすることです。たとえ、病気が徐々に私自身を壊していくとしても、私の魂は生き続けているのであって、私の信仰が心の安らぎを与えてくれます。このように思うと、

Part.1 変化の体験 | 19

心が静まります。たとえ、私が「小さなしわ」のような存在であっても、自分の人としての価値は持ち続けたいと思います。

　アグネータ・イングベリィは、能力が衰えても、自分の中に安らぎを見つけられることが大事だと考えます。魂と実存する自分との違いを考えてみましたが、たとえ自分の名前を忘れたとしても、神は私をご存じであるという結論にたどり着きました。

　安心感が私を生きさせてくれます。私の中には静けさを感じることのできるオアシスがあります。心の中のバランスを保つことは、すべての人にとって重要です。それを見つけることができれば、安堵することができます。私は神と一緒にホームレスであることができ、神は彷徨う人たちに手を差し伸べることに慣れています。

アグネータ・イングベリィは診断が下されたときに、アルツハイマー病に関する本を探し求めました。病気に関する医学的な説明や、「家族の病気」として書かれていることを発見しました。しかし、病気になるということはどういうことか、患者自身の体験や思いを書いた本は見つけられませんでした。30年来の友人であり、同僚であるビルギッタ・アンダーションが書いた『記憶の終点に生きる他の方法がある』（Libris, 2005）という本の中で、アグネータ・イングベリィは診断が下された前と後のことを語っています。彼女が病気になったとき求めていた本ができたのです。
アメリア・ヨートハンマルは80歳ですが、彼女が人としてどのように変化したかを非常にうまく表現しています。

　簡単にいえば、頭の中が病気のような気がするのです。間違ってしまったことはわかるのですが、それを訂正することができないのです。正常に機能するようでもあれば、日常生活がまったく機能しないことも確かなのです。

20

以前ならあたりまえで何でもなかったことが、いまはできないのです。たとえば、ある朝突然、どうやって朝食を用意していいかわからなくなるのです。台所の戸棚の中に何があるのかわからないのです。ついさきほど自分が何をしたのか不安になるので、しょっちゅう確かめなければなりません。一日の多くの時間が、この永久的なコントロールに費やされるのです。コーヒーを入れるためにお湯を沸かしても、台所を出た途端そのことを忘れてしまうのです。空だきして、ナベを駄目にしてしまったことが何度もあります。今は、注意深くなって、台所にいてお湯が沸くまで見届けるようになりましたので、それほど危険ではありません。一部屋だけに住むのが最善ではないかと思います。そうすれば、すべてのことに目が行き届きますから、目の届かないところで起こっていることに不安を感じないですみます。

　一番難しいことは、いろいろな状況において起こる記憶の「穴」です。他にも難しいことがたくさんあります。話しているとき言葉を探し出すことが難しいのです。話している最中、言葉が消失してしまうのです。とくに、あまりよく知らない人とか、多くの人と一度に話すときに起こります。また、述語はそれほどでもないのですが、主語や名前を思い出すことが難しいのです。言葉が出てこないということは、とても恥ずかしい思いがするものです。

　書くことも難しいです。言葉が見つからないとそこに「しるし」をつけます。そして、数時間おいてからテキストに戻って、思い出した言葉を書き込みます。そのうちに、用紙が「しるし」で埋まってしまうことになります。

　本を読み、理解することはできますが、夜はそれもあまりうまくいきません。読んでいる内容を頭が理解できないのです。

　数えることはきわめて難しいことです。買い物をしても、おつりが正しく戻ってきたのかどうかわかりませんから、店員を信じることにしています。20年間同じ店で買い物をしていますから、店の人は私をよく知っています。時々、今日が日曜日であったのか、普通の日であったのかわからないときがあります。

　ここ数年、自分が変わってしまったので、あまり人と交流せず、孤独な思

いをしています。あいさつすることが難しくなりましたし、また他人が何を話しているのか理解することも難しいので、家に人を招かなくなりました。招待されても断ってしまいます。どうにも、格好がつきませんから！

これらのすべてのことが私を非常に不安にし、心配にさせ、落ち込ませてしまいます。でも、すべてのことがいつも大変なわけではありません。時々、散歩しますが、散歩していると困難なことを忘れることができて、美しい花や小鳥たちのさえずりを楽しむことができます。

65歳になる前に認知症疾患を患った2人の女性が、それぞれ本を書いています（スウェーデンでは、現在、英語版しかありません）。

クリスティーン・ボーデンは、『私は死ぬとき誰になるのでしょう？』(Harper Collins Publishers, 1997、日本語版　檜垣陽子訳『私は誰になっていくの？―アルツハイマー病者から見た世界』クリエイツかもがわ）という本を書きました。彼女が46歳のときに、アルツハイマー病であることが判明しました。多くの困難を体験した後、彼女は神経科の専門医に紹介されて、そこで病名を知らされました。診断が下された当時が、いかに混乱し、ショックに似た体験をした時期であったかを、彼女は書き綴っています。情報を受け入れることが難しく、「時間が止まったような感じでした」「私のことではないのだ、アルツハイマー病になるには私は若すぎる」と、クリスティーンは書いています。

クリスティーン・ボーデンは、彼女の安寧にとって猫がとても重要な存在になったことを語っています。クリスティーンは膝の上に猫を乗せて、ゴロゴロいう猫の背中をゆっくりとなぜるとき、安堵感が得られるのです。これを彼女は、「ゴロゴロ療法」「スピン療法」と呼びます。この療法は不安を減らし、脳が高速回転することを避けてくれます。いつか介護施設に移らなければならなくなったとき、彼女はスピン療法のある施設を選びたいと思っています。彼女は、たとえ後で思い出せなくなったとしても、世界の美しいもの、家族や友人の愛情を感じ続けていきたいと願ってい

す。起こった出来事を後で思い出すことができても、それはその瞬間に味わう実感と置き換えることはできません。

『迷路に住んでいる』（Mainsail Press, 1993、日本語版　中村陽子訳『私が壊れる瞬間（とき）—アルツハイマー病患者の手記』DHC）という本を書いたダイアナ・フリール・マックゴウインの記憶は、45歳のときに悪化し始めました。職場へ車で向かう途中、何度か突然、周りの景色に見覚えがない体験をしました。彼女は自分がどこにいるのかわからず、家に戻ることができませんでした。膨大な検査の後、認知症疾患を患っていることを知りました。ダイアナは孤立し、医者の診断を夫に話すまでに長い時間を必要としました。

彼女は恥ずかしい感情と取っ組み合いをしなければならず、家族がガンや脳卒中になっても恥ずかしくはないのに、なぜ認知症疾患だと恥ずかしいのかと自問します。認知症の人は人として扱ってもらえません。病気になった人でも、自分の偏見や自分の罪悪感を乗り越えることは難しいのです。健康で、正しい行動をとることが人としてはあたりまえなのです。ダイアナは、明るい表情の裏には将来に対する大きな不安が潜んでいることを語っています。自分の人生をコントロールし、今にも壊れそうな尊厳を維持することができなくなることへの不安です。

これらの話からわかるように、認知症の人としての人生は即、夜の闇ではないことです。認知症疾患を患っても、人生の喜びがなくなるわけではないことを思い起こすことが重要です。困難なことのみが注目され、引き続き使える機能が残っていることを忘れることはよくあることです。病気になった人が、自分の障害を忘れ、今までと同じ自分であることを感じる明るい瞬間があります。その瞬間を逃さず、喜びを感じることが大事なのです。

4 家族の体験と反応

　認知症の人の家族であることは、いつもいろいろなことを要求され、ストレスを感じる場合が多いことは研究によって明らかにされています。しかし、困難な中にも肯定的な側面があり、認知症の人の介護をすることに喜びがあることも事実です。

　家族が陥りやすいことは、このような反応をするのは自分だけだと考えることです。特に、人には自慢できない反応をしてしまうときです。したがって、他の人たちの家族としての体験に耳を傾けることも助けになるかもしれません。聞いてみれば、自分一人ではないと思うはずです。

シィヴ（76歳）が語ります：

　夫がアルツハイマー病だという診断を受けたとき、それは間違いだととっさに思った自分の最初の反応を思い出します。検査結果を間違えたのではないかと思いました。それは、自分の足場を失ったような感じでした。今でも、道を迷ってしまったような喪失感があります。絶えず、感情のエレベーターに乗っています。ほんのちょっとした親切に涙がこぼれ、ほんのちょっとした非難にも涙が出るのです。

　将来のことを思うと、不安になり怖いのです。誰に助けを求めればよいのか？　トンネルの中に光はあるのか、どうやって乗り切ればよいのか？　共通の人生の多くが、彼にとって失われてしまったことが、私のもっとも大きな悲しみです。長い人生をともにし、一緒にやってきたことのほとんどを夫は忘れてしまいました。しかし、時々ですが、私が話すと思いあたり、いくつかの出来事は思い出すようです。

　夫に激しい怒りを感じることは、なぜおきるのでしょうか？　どんなに疲

れていても、夫が1週間に1度ショートステイを利用する夜は、夫のいないことが寂しく思われます。大変な中にも、楽しいひとときをともにし、彼を抱擁できることを素晴らしいと思います。また、私のために彼がしてくれたことにお返しができることも嬉しいことです。時々、すべてが重くて、大変であっても、彼が私を必要としてくれることを嬉しく思います。

オロフは、妻の病気について自分の反応を次のように書いています：

　最初の頃は、妻のウッラがおかしいのではという疑いを否定していましたが、そのうちに助けを求めなければならないことを理解しました。妻がアルツハイマー病であることを知ったときは絶望的な気がしましたが、反面、診断名がはっきりしたことでほっとしました。しかし、将来のことを思うと不安になります。多くのことを考えなければなりません。たとえば、私には心臓に問題があるため、私が急病になったとき、妻の介護をどうすればよいのかということです。この不安は絶えず私につきまといます。

　ウッラは私に以前よりも依存するようになりました。彼女は、とても自立

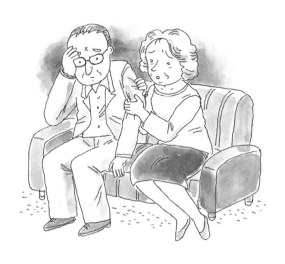

Part.1 変化の体験 | 25

した人でした。今は、私の後をどこへでも付いてきます。家にいても、どこにいるのかと聞くことがあります。ほんの一瞬、彼女を一人にすると不安になるので、一人で買い物に出かけることはやめました。そのため、自分が閉じ込められている思いがし、イライラしてしまいます。ウッラが病気であることはわかっていても、それでも自分の怒りや恐怖をコントロールできないときがあります。彼女が同じことを100回も聞いてくると、寛容性を失って、激しい口調で黙れと怒鳴ってしまうことがあります。言ってしまったときは、直ちに後悔をします。

　今までよりももっと多くの時間を、私とウッラは一緒に過ごします。しかし、いつも一緒の夫婦なのに、孤独を感じるときがあります。特に、大なり、小なりその日に起こったことをともに話すことができた昔の夜のひとときが、今は懐かしく思われます。友人たちもあまり声をかけてこなくなったので、私たちの周りが寂しくなりました。

　自分の妻を恥ずかしく思うときがあります。たとえば、客を迎えて食事をするときに、妻が真っ先に食べ始めるときです。ウッラはいつも他人に心配りをする人でした。反面、ときには一度もしたことのないことをちゃんとこなしている私自身を誇りに思います。たとえば、料理の本を買い、かなり美味しいものを作ることができますし、作る食事はかなりの味です。また、色が混ざらないように洗濯ものの仕分けもできます。私の義理の娘（息子の妻）は、私がよくやると言ってくれます。

ジェニーは、自分の父親についてこう話します：

　母が亡くなった後、一戸建ての家に一人で住む父のために、自分が十分に支援していないのではないかと、自分を絶えず咎めてしまいます。父を支援しなければならないことを、自分自身や周囲から要求されているように感じます。父に対してよい娘であることが私自身への要求です。でも、娘としての役割と支援者（ヘルパー）の役割が競い合います。

　遠い所に住んでいると、十分にケアすることは難しいです。私は近くにい

ないために、父に何か起こったらどうしようかと不安になります。たびたび、彼を裏切っているのではないかと感じます。父は私のために何でもしてくれたので、今度は私が、父のために尽くすべきだと思うのですが、時間や気力が十分にもてないのです。何でもできた父が、自分の面倒さえ見ることができなくなったことを見ることは悲しいことです。もっとも悲しいことは、いつも尊敬する、私の手本であった父を失ったことです。いろいろな困難に出会ったときには、父に相談し、適切な助言をもらうことができました。今は、それを期待できないことをとても寂しく思います。父が父でなくなったことは、非常につらいことです。

　「家族であること」は難しいことです。父は自宅での日常の支援が必要ですが、見知らぬ人を家の中に入れることを好みません。父のことに関して決める権利が私にどのくらいあるのでしょうか？　自治体に連絡をしてよいのでしょうか？　よいとすれば、誰に連絡をすればよいのでしょうか？　私にはまったく未知の状況です。

　父との関係が大きく変わったことを寂しく思います。しかし、楽しいこともあります。ある意味、私たちは以前よりも近い関係になりました。私が訪問すると父の顔は喜びに輝きますし、私にとって父を支援できることは嬉しいことです。父が以前よりも私に対して尊敬の念を示してくれることは、私の心を温かくしてくれます。父は、私に罪悪感をもたせるようなことはしません。一緒に笑い、楽しく過ごせます。楽しい瞬間を共有することはとても大事だと思います。

　夫が認知症の人のための介護施設に最近移ったシグネは、次のような体験をしました：

　高齢者住宅の入所を承諾したことが果たしてよかったのかどうか、いまだに考えてしまいます。自宅に住むことは、これ以上無理なことはわかっているにもかかわらず、夫が自宅で暮らせないことに罪悪感を抱きます。夫を裏切ったのではないかと思います。夫を訪問した折に、夫が「家に帰りたい」

というときは特にそう思います。夫との関係を維持することは私にとって大切で、彼の支えでい続けたいと思っています。

　夫を訪問するとき、そこで何をしてよいのかを考えてしまいます。自分の役割を見つけることが難しく、職員が私に何を期待しているのかわかりません。たとえば、病院で付き添うときにするように、食事の介助をすればよいのでしょうか？　私にとって、食事時に手伝うことは重要な意味があります。それによって、夫との距離の近さを実感し、愛情と思いやりを示すことができるからです。けれど、職員は、私が職員の仕事に割り込んでくると思うかもしれません。職員たちは、いつも私に自分自身のことを考え、そうたびたび訪問する必要はないと言います。そう言われると悲しくなり、腹が立ちます。私にとって、訪問しない方が難しいことを彼らは理解してくれません。家にいれば、私は部屋の中を歩き回り、夫はどうしているかといつも考えてしまうのです。

　このような自分の考えや質問を一体誰に投げかければよいのかわかりません。夫が「仕返しをされない」形で、介護に関して意見を述べることができるでしょうか？　うるさい家族だと思われることが心配です。ある看護師から、職員は私が介護現場について批判的で、嫌っていると思っていると聞きましたが、私は夫に対して、できるかぎりよい支援をしたいだけなのです。

　高齢者住宅での話し合いに呼ばれました。その目的は、私と一緒に介護計画を作成するためだそうです。話し合いを前にして緊張しますが、お互いの理解が改善されることを願っています。夫が何を必要とし、何が好きでないかをもっともよく知っているのは私なのです。

　これらの話が物語っていることは、認知症の人を家族が介護することは難しいということです。悲しみ、失望、怒り、罪悪感を抱きます。将来がどうあればよいか、優柔不断になり、不安を感じることもたびたびです。しかし、介護をすることにも肯定的な側面があります。支援することや必要とされることは、満足感をもたらしてくれます。示される感謝や病気の

家族から以前にしてもらったことへの恩返しが少しでもできることに、喜びを感じることができます。

認知症の家族をもつことはどういう思いをするものかをさらに知りたいのであれば、何人かの作家がそれについて書いています。

『Eについての本』("Bok om E", Bonniers, 1994)の中で、ウッラ・イサクソン(Ulla Isaksson)は、愛する人生の友エリック・イエルマル・リンデルが認知症疾患を患ったとき、彼女の中で何が起こったかを、正直に内観的な姿勢で書いています。『マルティンについての映画』(2001)は、この本に基づいて作られた映画です。

ウッラ・イサクソンは、自分でも理解できない、克服できない、彼女を破壊しかねないひどい怒りなどについて書いています。夫の住む高齢者住宅を訪問した折に襲われた無力な嫉妬についても書いています。彼女は、夫が病人であっても価値ある存在であると思えるには、彼女自身がそう思わなければならないという結論を出しています。

ヨスタ・ブーマン(Gösta Boman)は、著書『グンネルの物語』("Sagan om Gunnel", Bonniers, 1990)の中で、アルツハイマー病がいかに妻のパーソナリティ(人となり)を執拗に変えていったかを綴っています。病気がかなり進行していた段階でも、ヨスタ・ブーマンは妻がいつもと「同じグンネル」であったと書いています。「おかしなことに、病気の妻は今まで以上に近い存在として私の側に寄り添っていました。それは多分、彼女が恐ろしく無力な存在であったからかもしれません。そして、私の援助能力も限られたものだったからです」と、語っています。

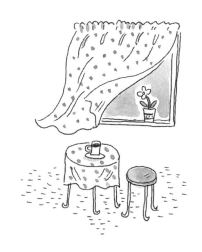

マリー・ペテルソン(Marie Peterson)

の本『あなたはすべてを知っていると思っている』（"Du tror att du vet allt", Alfabeta Bokförlag, 2002）は、認知症の人になった母親との関係について書いています。彼女は、母親と娘の間のバランスの変化によってもたらされたお互いの感情の爆発を描写するいくつかのエピソードを紹介しています。娘は、母親と終日過ごすと疲れ果てます。「疲労は防水布のようにすべての空洞を埋めつくす」と。また著者は、娘が母親や母親の病気に対して、どのように反応し、感じるべきかという周りの人の見方について考えます。「しかし、何も感じない」と、彼女は書いています。「テフロン加工されたような自分がある。何にも粘着しない」

　『自分の母親の母親になる』（"Att bli mamma till sin mamma", Natur och Kultur, 1988）や『最後の年月』（"De sista åren", Natur och Kultur, 1991）の中で、マイ・ファント（Maj Fant）は、母親が認知症の人になってからの自分の体験や感情を語っています。彼女は自分が「補助自我」になることの難しさは感じませんが、母親の役割を演じることは拒否します。書き綴ることは彼女にとって療法となりました。「自分の痛み、悲しみ、怒りを書く。書いては泣き、書いては叫ぶ」と語っています。自分の欠点の描写が、他の家族や介護職員の慰めになることを希望しています。「すべての人がいつも天使でいるわけにはいかない」と彼女は指摘しています。

❖ 家族の行動様式の変化

　著者の体験や反応を描写することの他に、これらの物語が明示していることは、認知症は家族全体の問題であることです。病気は病気になった人だけに影響を与えるのではなく、家族の行動様式を変えることです。多くの場合、部分的であってもかなり劇的な変化がおこります：

- ●家族における役割が、何度も根本的に変化させられます。
- ●人間関係の相互性が失われることがあります。

- 家庭での多くの実用的な仕事が、他の家族の手に委ねられます。
- 他の家族がすべてのことに関する決定をしなければならなくなります。
- 出される要求によって、家庭内に摩擦や抗争が生じることがあります。
- 古い問題や半解決した傷が、再び浮上してくることがあります。
- 家族がしばしば孤立し、交流が少なくなり、電話の音も静かになります。
- 密接な夫婦関係（性生活など）に変化をきたします。

5 変化に対処すること

　認知症の人と家族生活をともにすることは、私たちの多くにとって経験のないことです。それゆえに、私たちが何度も出会うきわめて困難な状況を判断し、ともに生き、対処することを「学ぶ」必要があります。

　問題やストレスに対処するために、私たちが使用する多様な方法を表現するにあたって、英語では「to cope with」とか「coping」という表現を使います。的確なスウェーデン語訳がないのですが、「調整メカニズム」、「ストレスに満ちた状況に対処する戦略」、あるいは「ストレスを管理する」などを意味します。私たちは、「bemästra」（英語では、master, get of the better, overcome、日本語では「マスターする、対処する、乗り切る」）というスウェーデン語を使うことにしました。

　認知症の人とともに生きることを学ぶことによって、家族として困難な状況に対処することができ、負担を軽減することができます。状況と困難に応じた許容ができるようになります。

　妻は、夫が認知症疾患であるという診断結果を受け取ります。娘はまだ両親と一緒に住んでいますが、2人の息子は家を出て、独立しています。妻は

Part.1 変化の体験 | 31

自分のもっているすべての資源（能力）を動員することで状況に対応し、家族を支えようとします。しかし、彼女には夫の行動の変化が目に入らないようで、病状が良くなることを期待しています。

　彼女は落ち着きを取り戻し、状況を受け入れようとします。夫の高いコレステロール値を下げるために、食事内容を変えます。夫の生活の活性化や歩行訓練も心がけます。認知症疾患に関する文献も探し求め、認知症疾患に詳しい地域看護師と適切な対応の仕方を話し合います。家族全員が「家族会議」に集まり、最善の方法で現在の状況を容易にし、将来を計画するために何が一緒にできるかを話し合います。

　この例で紹介した女性は、夫がかかえている困難を正しく見ようとはしないのですが、病気の告知に対処するために良い戦略を試みようとしています。彼女は変化した状況をかなりうまく乗り切ろうとしているといえます。

❖ 多様な戦略

　情報を求めることは、新たに生じた難しい状況を乗り切るために有意義な方法です。知識を得ることは、自分の存在に対する安心感とコントロールを得ることを意味します。認知症の人の家族であるあなたは、この本のよい対処方法を学べば、実際に使うことができるようになります。あなたの近親者を襲った変化と喪失を理解すればするほど、その状況に対して、いっそうコントロールができると思うはずです。あなたは、徐々に状況処理をよりうまくできるようになります。そのためにも、あなたはまず、認知症の診断を下した医師に明確で十分な情報を要求する必要があります。

　病気の進行に関する適切な情報は、感情的な混乱に対する予防接種的な効用があります。これから訪れる変化に対して、あなたは前準備を行うことができ、部分的ではあれ、どういうことが起こりうるかを予測するこ

とができるようになるでしょう。それができれば、新しい状況へのよりよい対応が、往々にして可能になるはずです。

　困難を乗り切るためのもうひとつのよい戦略は、他の人たちに援助を求めることです。親戚や友人に話し、地域の「認知症全国協会」（認知症の人の家族と介護職員などによって組織化され、日本では、「認知症の人と家族の会」に相当する）と連絡を取ってみてください。そして、家族の集いへの招待などを断らず、社会的に孤立しないように努めることです。認知症疾患によって家族が陥った危機を解決したければ、面接療法（カウンセリング）を受けることもできます。

　自分で認識しないままに、状況を乗り切る方法もあります。心の安定と均衡を保つには、たとえば不安、葛藤、怒りなどの感情的な反応に、何らかの方法で対応しなければなりません。後でまた取り上げますが、私たちは無意識のうちにさまざまな**「防衛機制」**（不安・葛藤の情況や欲求不満に当面したとき、自分を守ろうとして自動的に無意識にとる適応の仕方）を使っています。そのひとつが、夫の変化を見ようとしなかった先ほどの例に出てくる女性のように、起こった事実を否認してしまうことです。そのために彼女は、夫の変化を認めようとせず、よくなったと思い込もうとしたほどです。

　「実用的な対策」も、乗り切るためのもうひとつの方法です。対策には目的がある場合もあり、ない場合もあります。

　夫は、妻が認知症疾患を患うであることを知らされました。彼にとって病気の宣告と、いかなる治療法もないことを受容することは、かなり難しいことでした。妻のためにできるかぎりのことをしようと思い、妻を厳密に診断してくれることを期待して、フィンランドのある研究センターに連れて行きました。しかし診断名は変わりませんでした。夫妻はそこであらためて、スウェーデンでかかっている医師のところへ戻るようにと言われました。

この夫がとった態度は、状況を乗り切るための積極的な対応でした。し
かしこのケースは、結果的に妻に必要でない負担を与えることになり、妻
のためによく考えた行動であったとは言いがたいものだったかもしれませ
ん。

❖ うまく対処できないとき

困難な日常生活において、自分自身も病気がちで、歳をとり、疲れた夫
や妻にとってうまく対処できない場合もあります。

認知症の人になった妻をかかえるコンラードは、次のように話します。

何よりも一番恐ろしかったことは、私が何度も平静さを失い、妻を椅子に
押し付け、腕に青あざができるほど強くつかんでしまったことでした。この
日は一日中、妻は私が彼女を騙して浮気したと言い続け、私を引っ掻こうと
までしました。非常に腹が立ち、煮え繰り返るような思いにかられ、コント
ロールを失ってしまいました。そのとき、私には彼女が病気であることを理
解する余裕はありませんでした。こういうことは、ここ数年の間に数回しか
起こっていませんが、苦しいときも、楽しいときも、愛すると約束した妻の
面倒を見ることに失敗したと思ってしまいます。非常に恥ずかしく思います。

この男性は自分の限界に達してしまったのです。この例は、彼にとって
負担が重くなりすぎつつあることを示しています。
あなたは家族として、自分がコントロールを失うことに不安を感じたこ
とはありませんか。もしそうなら、誰かにそのことを話して、何らかの形
で、たとえばデイケアを受けることなどで、あなたにかかる負担を代替し
てもらうことです。疲れすぎると、この例のような対応をしてしまうこと
は、むしろ人間的な反応でさえあります。

34

「爆発」が起こらないようにするには、どうすればいいでしょうか。

もっとも大事なことは、そのような**「状況に陥らないように予防すること」**です。休養し、夜煩わされることなく眠ることで、自分を取り戻すよう試みてください。認知症の人であるパートナーが反対したとしても、またあなた自身が他人を家に入れることに抵抗を感じたとしても、ホームヘルプ・サービスの援助を受けてみてください。

コントロールを失おうとしている**「自分の徴候」**がどういうものか、見きわめることも必要です。あなたに一番合っていると思われる**「自分の対処方法」**を見つけてください。10まで数えるとか、誰かに電話をするとか、料理をするとか、コーヒーを淹れるなど、状況を中断することを心がけてみてください。あなたのパートナーが同行するというのであれば、散歩に出かけるのもひとつの方法です。

介護職員として働くあなたが、病人を身体的あるいは精神的に虐待しそうな徴候を自覚したときは、そのことが何を意味するのか自分に問いかけるとともに、あなたの上司や同僚に問題を打ち明け、相談することが大事です。

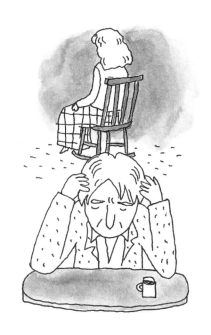

介護士のブリッタが話します。

今朝、オスカーに対して寛容な態度で接する冷静さを失ってしまい、彼を叩きはじめてしまいました。彼がお兄さんの葬儀に出席するために、その日にシャワーを浴びることは以前から決まっていました（1か月後初めて）。オ

スカーの息子が私に電話をしてきて、父親の不潔さを指摘したからです。彼は葬儀のことにもふれ、父親がせめて鬚を剃り、清潔な体で参加してくれることを希望しました。ところがその日、私が自分のすべての説得力を使い、あらゆる方法でオスカーのご機嫌をとったにもかかわらず、オスカーはシャワーを浴びることを拒絶しました。私は鬚を剃ることさえ手伝うことができず、彼は昨日と同じ汚れた衣類を身に着けたのです。私は泣きたくなるほど悲しく、腹が立ち、強硬手段に出たい気持ちにかられました。そして私は、自分が苦境に立たされていることを感じて、その場を離れ、オスカーの息子に電話をして自分の試みが失敗したことを伝えました。

　介護職員として、あなたは現場で出会う多様な問題を取り上げ、議論できる場所を必要としています。ひとつの方法は一日の仕事が終わった後、その日起こったことを「思い起こしてみる」ことです。

　他の重要な方法としては、すべての介護職員に当然必要である定期的なスーパービジョン（180ページの付録参照）の機会をもうけることです。

6　認知症の人、エンマ・フルトとエリック・マルムの事例から

　往々にして、私たちは高齢者を、すべての人がみんな同じだという「同類者」のように見てしまいがちです。すべてひとまとめにして、漠然と普遍化してしまうのです。高齢者が認知症疾患の人であるなら、その傾向はいっそう著しくなります。「これは認知症疾患に見られる典型的なことだ」と考えて、一人ひとりの認知症の人の行動を無視しがちになるのです。それは、そうすることで、この人がどうしてそのような行動や態度に出るのかを理解する努力をしなくてすむからです。

この本では、認知症疾患を患う二人の高齢者、エンマ・フルトとエリック・マルムを追ってみましょう。二人とも最近記憶障害に関する検査を受けて、認知症疾患という診断が下されました。しかし、二人に会ってみると、似ているところよりも、異なるところが多いことがわかります。エンマとエリックは認知症の人としても比べようのない存在です。二人はそれぞれ異なった人生経験、性格、人生観をもっています。また、二人は異なった価値感、期待、願望、要求をもっています。自分の記憶障害にも異なった方法で対応します。エンマとエリックに出会い、理解するにはこれらのことを認識する必要があります。

❖ エンマ・フルト

エンマは二つの世界大戦、貧困、飢餓、失業を経験してきた小柄で、背中が少し丸くなった女性です。彼女は一日の大半を、自分の小さなアパートの台所の窓際に座って、ネコのルフスを膝に抱いて過ごします。エンマの世界は小さくなってしまいました。過ぎ去った過去、それはつらくて、きびしい労働を余儀なくされたものでしたが、それでも彼女は今も、活気や喜びに満ちていた人生を語ることが好きです。

エンマはサーラという町の郊外にある小さな農家で生まれ育ちました。彼女の家は、エンマと三人の兄弟を養うのが精一杯の農場でした。エンマが堅信式（すでに洗礼を受けた者が聖霊の賜物を授けられる儀式）を迎える直前、トラクターの事故で亡くなった父親は、信心深く厳格な人でした。彼女は14歳になると、生計を助けるために近くの村の女中奉公に出ました。彼女の毎日は、早朝の乳搾りと、一家の子どもたちや農場で仕事をする人たちのための朝食を用意することから始まりました。その後は、田畑の仕事、家の掃除、夕食の支度、夜間の乳搾りという仕事が待っていました。これらの仕事をこなすことで、エンマは三度の食事と部屋のほかに、月25クローネの賃金を得ることができたのでした。

Part.1 変化の体験 | 37

つらかった仕事のことについて、エンマは少しも憤慨することなく話し、たくさんの楽しいエピソードを思い出すことができます。彼女は、ダンス、とくにワルツが好きでした。18歳のとき彼女は、夏至祭前夜に催された青少年のダンスの夕べで未来の夫アルビンに出会いました。

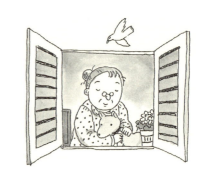

エンマとアルビンは結婚してサーラに引っ越し、夫は地域のバネ製造工場で仕事を得ました。エンマは卸商の家のハウスキーパーになり、接待の仕方を学びました。そうした生活の中で数度の流産の後、娘のクリスティーナが生まれました。夫には飲酒癖がありましたが、エンマは56年間彼との生活に耐え、調理人や掃除婦をして一家を養いました。

エンマは、明るくて、天真爛漫で、社交的な性格で、いつでも陽気にふるまい、羽目を外すこともできました。彼女にとって手仕事は大きな気晴らしでした。彼女はよく、カーディガン、レース編みのベッド・カバー、図案刺繍の枕カバーなどを作ったものでした。

❖ エリック・マルム

エリックはスウェーデン南部のランスクローナの閑静な住宅街で育ちました。父親はスコーネの農家の出身でしたが、その頃はビジネスマンとして成功していました。そのために彼らは、母親の家事援助をしてくれるハウスキーパーと調理人を雇っていました。

エリックの養育には乳母のエーリンがあたりました。エリックは、5人兄弟の末っ子でした。すべての子どもたちが高等学校を終え、男の子たちはさらに大学やカールベリーの将校教育を受けることが当然だとされて

いました。

　エリックは学校を優秀な成績で終え、高等学校を卒業した後、さらに学ぶために大学のある町ルンドに引っ越しました。その後、彼はみんなから尊敬される有能な事業家をめざして、ある金融会社に就職しました。

　エリックのアイデンティティ（人格における存在証明または同一性。自分は何者か、自分の存在価値は何かなど、自分を社会のなかに位置付ける問いかけに対して回答できることがアイデンティティの重要な要素である）は、成功した事業家としての彼の役割に密着しています。彼は、他人の仕事を組織化し、計画することを任務としてきました。何か問題が起これば、それらを解決するために努力することが常でした。そして彼はほとんどの場合、問題解決に成功しました。彼は事業家としての能力や適応力に恵まれ、日常の要求に応えるためにいつも積極的に取り組んできました。

　エリックは、後に妻となるグンヒルドとは休暇中のパリで出会いました。二人は激しい恋に落ちました。グンヒルドは芸術家として仕事をしていましたが、結婚とともに家庭に入りました。彼女はよく本を読み、子どもたちが大きくなると図書館で仕事をはじめました。夫婦の交際範囲がそれほど広くならなかったのは、エリックが、社交界を一度も楽しいと思ったことがなかったからです。私的な生活では、彼は控えめで、「シャイな人」だったといえます。

　エリックには、二人の子ども、息子と娘がいます。息子は家族とイギリスに住んでいるため、孫たちとはそれほど頻繁に会うことができません。娘のシャスティンは余暇時間にコーラス・リーダーとして活躍しているので、これまた非常に忙しい生活をしています。彼女に電話をする

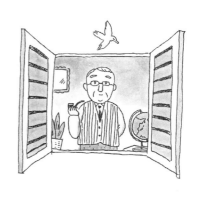

と、留守番電話が応待することがしばしばです。娘の二人の子どもも、自分たちの余暇活動に追われています。

エリックは、ずっと以前から芸術に関心があり、美術展の一般公開前の招待には決まって参加する常連でした。チェス、ブリッジ、テニスなどもやりました。読書もよくし、多くの本クラブの会員でした。彼は若いときは優秀な砲丸投げ選手で、年金退職後も週2回シニア・体操グループに参加してきました。夫婦での旅行もたくさん経験しており、エリックはエキゾチックな旅行先の想い出話をすることを好んだものでした。

7 尊厳ある人としての接し方とは

私たちがどのように他人に接するかは、さまざまな要因によります。それは、人間観、価値観、知識、経験、期待などに大きく関係するのです。

認知症の人に対して、人間的に、個人的に接するということは、感情を込めて、その人固有の人生史、人格やニーズをもった一人の人間として見ようとすることです。

私たちは一人のユニークな人物に出会うのであり、認知症の人と出会うのではありません。認知症の人と、時間と空間を分かち合うために大切なことは、いつも相手に関心をもち、必要とされれば手の届くところに存在する仲間になりうる能力（共感性）です。真の出会いは、相互性、尊敬の念、相手への関心があって初めて成立するものです。このような出会いは、いつでも得られるものではありませんが、私たちの人生を豊かにしてくれる大切なものです。

認知症の人に対する家族や介護職員の対応の仕方が、認知症の人のQOL（クオリティ・オブ・ライフ：生活の質）にとって重要な意味をもつ

ことは、いろいろな研究調査で実証されています。このことは、家族および介護職員の間でも十分認識されていることです。だからこそ「最善の出会い・接し方」に関する知識が必要とされるのです。日常のさまざまな状況において私たちは、正しく対応しているかどうかを知りたく思い、どのように対応してよいのか十分な知識がないと不安を感じてしまうのです。

　　「夫が四六時中、家中の家具を動かしまわり、何千クローネも入れた財布を持って歩き回るとき、私はどのような態度をとればよいのでしょうか?」

　　「私が介護している女性が、自分の家にいるにもかかわらず、家に帰りたいと言うとき、介護職員としてどう答えればよいのでしょうか?」

　あなたは家族や介護職員として、認知症の人に対する最善の接し方という点で、どのようにすれば満足感や安心感が得られるのでしょうか。
　接し方をよくするひとつの方法は、知識面の改善をはかることです。多様な認知症疾患が、一人の人間の多様な能力にどのような影響を及ぼすかということを、より多く学ぶことです。知識が増えれば、さまざまな行動への理解も深まります。専門知識や能力が高まれば、家族や介護職員としても安心感を得ることができ、ひいてはあなたの安心感が認知症の人の安心感につながり、信頼感を増すのです。

❖ 自我を支える対応法とは

　認知症の人に接する能力を発展させるためには、何らかの方法論に基づいた対応法が必要です。私たちがここで紹介する方法を「自我を支える対応法」と呼びます。対応法そのものはとくに新しいものではありません。新しい点は、私たちがひとつの特別な理論(深めたい人は118ページからを読んでください)から接し方を展開していることです。この方法に

Part.1 変化の体験　41

よって、みなさんのなかに無意識に蓄積されてきた「知識」を体系的に整理し、認識の世界に移行させることができます。

では、自我を支える対応法とはどのようなことを意味するのでしょうか？

それは、日常の言葉を借りて表現するとしたら、「手伝う」、「後押しする」、「適度に仕事をする」という言葉が適切かもしれません。それなら、なぜこんなに難しい表現を使うのでしょうか？

「自我を支える対応法」という用語は、家族としてあるいは介護職員としてのあなたが何をすべきか、そして何をすることができるかということを、他の表現よりも正確に記述するからです。このように吟味された対応の仕方は、一種の**「治療的効果」**をあげることができます。認知症疾患に関する薬物療法はまだ限られていますから、対応法は重要な意味をもってくるのです。

「自我を支える対応法」を実行するには、認知症の人のどのような自我機能が低下したのか、そのためにどのようなことを援助しなければならないかということを見定めることが、まず大切です。私たちは、人をパズル

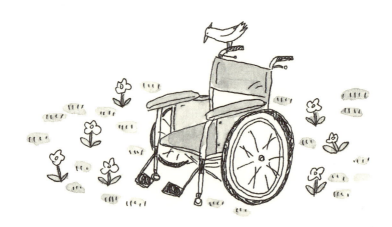

にたとえて見てみる必要があります。すべての機能（パズルの断片）について いえることですが、パズルの断片がそれぞれの機能を十分に果たすにはどのくらい援助が必要であるか、知らなければなりません。このことは、すべての機能に対して、自我を支える適切な対応法を見つけることを意味しています。ひょっとしたら、パズルの断片に穴が開いているかもしれません。つまり、機能が完全に失われているかもしれないのです。もしそうであるとしたら、家族や介護職員であるあなたは、認知症の人のパズルが完全に機能を果たすために、あなたがもっている「機能する能力（自我機能）」を貸してあげる必要があります。あなたが、認知症の人の「補助自我」になるということです。

　パズルの断片の機能をひとつずつこのような方法で調べると、認知症の人がもつ複雑なパズル図が見えてきます。それによって、たとえその人が認知症の人であっても、一人のユニークな人間として見たり、接したりすることができるのです。

　（さらに、137 ～ 146ページの自我を支える対応法を読んでください）

❖ 次からの章を読むためのアドバイス

　あなたはひょっとしたら、12の自我機能（Part.2第1章—第12章）を一度に学ぶことは大変すぎると思うかもしれません。けれども、すべての章を順番に読まなければならないと思う必要は少しもありません。各章の題名を見て、今自分がもっとも重要だと思う章を選んで読んでみてください。

　すべての章が、自我を支える対応法の具体例で締めくくられています。そこでは、認知症の人とともに過ごすために考えなければならないことを、いくつかの項目として取り上げています。ただ、これらの項目はどうしても従わなければならない規則としてではなく、よいアドバイスとして考えてください。そして、現在のあなたの状況にもっとも合うアドバイスを選んでください。

Part.1 変化の体験　43

家族であるあなたへ

　私たちの助言を、すべて完璧に取り入れなければならないと理解しないでほしいと願っています。自我を支える対応法のすべての例を読むと、おそらく多すぎて、重すぎると思うでしょう。
　私たちが言いたいことは、対応法に沿ってできなくても、挫折感を味わう、あるいは失敗したと思う必要はないということです。すべての状況において、自我を支える対応法を使用することは誰にもできません。

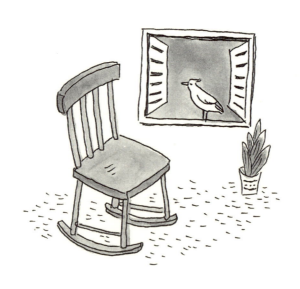

Part.2

認知症ケアの実際における自我機能

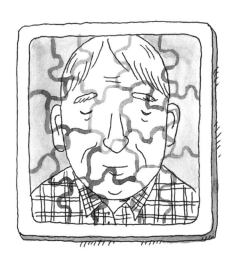

1 自尊感情がおびやかされます

自我の機能のひとつである「実際の能力と体感的能力」のなかで中心的な位置を占めるのが「自尊感情」と「自分の存在価値」です。すべての人がよい自尊感情をもちたいと願い、すべてのことがこなせる能力のある人間でありたいと思っています。多くの高齢者にとっ

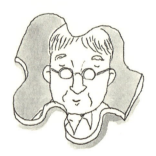

て生じる問題のひとつは、自尊感情がおびやかされることです。

年齢とともに自尊感情が変化していく背景には、いくつかの理由があります。高齢者が知的な面で衰えていくと、肯定的な自尊感情を保つことが難しくなります。

認知症疾患が進むと、何度も失敗し、間違った行動をし、周りの人の嫌悪や怒りを呼ぶために、自分が劣っていると感じることが多くなります。したがって、認知症疾患は多くの場合自尊感情を低下させる病気です。

　エンマはコーヒー沸かし器を前にして、突然どうやってそれを使ってよいのかわからなくなりました。「なんて、私は馬鹿なのでしょう」と、彼女は言います。「もう、私は何もできないわ。こんなお婆さんは撃ち殺して、ゴミの山に捨てるのが一番いいのよ」

　娘のクリスティーナは母親を抱きしめて言います。

　「そんなふうに言わないで。こんなことに、こだわる必要はないわ。私はあなたをゴミの山に捨てたくなんかない。だってそうすれば、私には母親がいなくなってしまうのですもの。そのままのお母さんが、私は好きなのよ」

認知症に苦しむ人を自尊感情や自分の存在価値が保持される方法で援

助することが、この本が取り上げる「自我を支える対応法」の主な目的です。人が存在する意義は自分の価値と自尊感情に大きく左右されるために、このことはたいへん重要です。

　自分の人生をコントロールし、さまざまな状況を克服できると感じることは、よい自尊感情を維持するために大切なことです。誰もが、人生におけるさまざまな状況に積極的に取り組み、襲ってくる困難を克服していかなければなりません。

　認知症疾患を患うと、肯定的な自尊感情の基盤が不安定になり、以前こなせた日常生活がこなせなくなります。能力が低下してしまうからです。周りもそれに気がつき、本人にとっても認めることは苦痛をともなうことです。

　認知症疾患が引き起こす変化に順応する能力には幅がありますが、順応できないのが普通です。そこで重要な意味をもってくるのが、従来のパーソナリティ（人となり、人柄、個人性）です。人生において困難を経験し、そこからいろんなことを学んできた調和のとれた人は、変化にも順応しやすいと言えます。もっとも本当に必要なときには、新しい条件に順応する能力が、どこからか出てくるようです。

　従来から知的な面での達成感を重視してきたエリックには、認知症の人になったことがとくに難しく感じられます。成人してからの全人生において、仕事は彼の自尊感情とアイデンティティ（自己の所属感）にとってもっとも重要なものでした。周りから期待された存在であったことから考えると、彼は「存在しないに等しい」——何ひとつ満足にできない人間だと思うのです。シャワーのために援助を必要とするときや、手洗いにも自分で行けないとき、その困難さから強いストレスを感じます。彼の自尊感情はおびやかされます。そのためにエリックは、怒ったり、悲しくなったりする以外の方法で、これらの状況に対応することができません。そして時々、彼は援助を拒否することで、自己の価値を守ろうとします。

Part.2 認知症ケアの実際における自我機能　47

エンマは、何回も失敗した後、料理をすることを完全にやめてしまいました。料理をすることは、以前は彼女の最大の関心事でした。彼女は無力さを感じ、次第に受動的になり、再度失敗するのが怖いと思うため、料理する勇気がもてなくなりました。

エリックとエンマの自尊感情を高めるために、彼らが十分役に立ち、認知症の人であっても独自の価値をもっていることを示すために、私たちにどのようなことができるでしょうか？　前に登場したウッラ・イサクソンは、このような質問に対して次のように答えています。

「認知症の人にも他の人のために役立ち、何ごとかを遂行できる能力があることを、近親者自らが信じなければなりません。ほんとうにそう思うなら、その思いが認知症の人に伝わります。"あなたは以前のあなたと異なり、変わってしまったけれど、人として変わらない価値をもっている"というメッセージは、認知症の人に届くのです」

弱くなった自尊感情をどのように支援すればよいでしょうか？

➡ 自我を支える対応例です

- あなた自身に質問してみてください。「もし私が認知症の人だとしたら、どのようなことが自尊心と尊厳を保ちやすくしてくれるでしょうか？」
- 認知症の人を真剣に受けとめて、ありのままのその人を受け入れることができるように努力してください。
- あらゆる機会を利用して、認知症の人も存在価値のあるユニークな人間であることを示してください。
- 認知症の人ができるかぎり参加し、自分のおかれた状況に影響を与えることができるように心がけてください。

48

●認知症の人が自尊心と尊厳を維持できるような可能性を与えてください。

【考えてください】

●悪い記憶力は、自尊感情を維持するためのひとつの方法でしょうか？
今起こったことを忘れ、自分が何でもでき、役に立ったときのことは思い出します。

●あなたの態度は、認知症の人の自分の理解にどのような影響を与えるでしょうか？　たとえば、威張った親のような態度は、認知症の人が成人のアイデンティティをもつことを難しくします。

【考えること】

●人は他者の尊敬と評価を失うと、自尊感情も失うものです。

●周りから理解され、感情を受けとめてもらうことは自尊感情にとって重要です。

●いい意味でいう「よくできますね」などのコメントは、あなたが本当にそう思わないのであれば、自尊感情を高めることにはなりません。

●認知症の人が、自分の状況をコントロールできるという体験をすることは、自尊感情にとって重要です。

●要求をしなければならないときは、認知症の人の能力に合わせる必要があります。要求されたことをこなすことができれば、その人の自尊感情は強化されます。

さらに理解を深めたい人に「①支配・達成」
▶120ページ参照

2 思考能力が衰えます

認知症疾患は思考能力に影響をもたらします。思考は、以前より鈍くなり、しかも緩やかになります。決定を下すことや新しい方法で考えることが難しくなり、「私の頭の中が空っぽになってしまった」、「もつれてしまった、完全に停止してしまった、もうきちんと考えられない」というようなコメントがしばしば聞かれます。

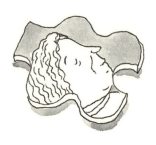

思考はきわめて複雑な作業です。注意力、集中力、記憶、言語、抽象的思考にいったいどのようなことが起こるのか、短くまとめてみます。

❖ 注意力と集中力

私たちは日常生活において、集中することができる能力がいかに大事であるかを常時考えることはありません。認知症の人に生じることは、短い瞬間しか集中できないことです。その後は注目することができず、注意力が拡散し、自分の考えや周りの出来事に気をとられてしまいます。

そのために、やっていることに対する焦点や、会話の筋を維持することが難しくなります。しかし、認知症の人が集中できる瞬間であればきちんとこなせるために、周りの人たちは、それがいかに大きな問題であるかを理解することが難しくなります。

エリックが認知症疾患の診断を下される1年前、グンヒルドは夫の様子が変化したように思え、不安になったので、地域保健医療センターの地域医師に診察してもらいました。医師はエリックに何の異常も発見することができ

ませんでした。「すべての検査結果は正常である」というのが、そのときの結論でした。

　しかしグンヒルドは「診察を受けていた短い間、たしかにエリックはまったく正常だったけれど、私は彼がどこか正常でないことを感じたわ」と、友人のマルガレータに言いました。

　多くの日常活動が、集中力の悪化によって妨げられるようになります。認知症の人は何かを手がけていても中途半端のまま終わったり、注意が散漫になって、当初始めたこととは違う活動に移ったりすることがしばしばです。認知症の人は、一度に一人以上の人、あるいは一つ以上の物事に集中することができなくなります。また、会話の筋道を途中で失ってしまいます。これらの症状のために、認知症の人を一人ぼっちにしてしまいがちで、その結果周りの人は「認知症の人との付き合いはやっかいだ」と思ってしまいます。

　エンマのところへ介護士レーナがやってくると、この前訪問したときに目にした洗濯物が洗濯用の洗い桶に浸かったままです。エンマは洗濯し始めたものの、何かに気をとられ、洗濯していることを忘れてしまったようです。また、彼女は朝のコーヒーを淹れるときなど、必要な手順をすべてこなすことが難しいのです。時々彼女は、コーヒー濾紙にコーヒーの粉を入れることを忘れるため、温かいお湯だけがポットに溜まります。すると彼女は、「私はシルヴァーティー（お湯にクリームを入れた飲み物のことをいう）を飲むのが好きよ」と、言うのです。

どのように集中力を支援できるでしょうか？

➡ 自我を支える対応例です

●あなたが認知症の人と何かを一緒にするときは、自ら集中し、注意深く

Part.2 認知症ケアの実際における自我機能 | 51

対応するよう努めてください。
- ●会話の話題を次から次へと、早く変えないでください。最初の話題で会話を終えるようにしてください。
- ●励ましは、そのつどしてあげてください。たとえば、着替えをするとき、やり方の指示はまとめてしないで、一動作ごとに分けてしましょう。認知症の人は、段階・順序ごとに案内されることが必要だということをいつも考えてください。
- ●認知症の人がひとつのことを最後まで遂行できないときは、それは意思がないからでなく、また怠けたいからでもありません。

❖ 記憶

　認知症疾患に必ずともなうのが記憶障害です。思い出すという能力は自分とは誰かを実感し、認識する中核をなすために、非常に深刻な障害だといえます。記憶がなければ私たちは、現在という時間の囚人になってしまいます。記憶は、一つの瞬間から次の瞬間へという文脈を形成してくれます。過去、現在、さらに未来をつなぐ要になります。記憶は、人生の"赤い糸"（重要な事柄や存在を意味する場合に使用される、スウェーデン語の表現です）だといえます。記憶には、私たちの経験、知識や感情、個人的な意味合いが込められています。

　日常生活は、記憶と記憶の空間によって成り立っています。私たちの多くが年齢とともに経験する、良い意味での記憶の悪化（もの忘れ）があります。家の玄関のドアの暗証番号は何であったか？　指で押すことは覚えているけれど、何の数字だったか？　鍵はどこにあるのか、眼鏡をどこに置いたか？　思い出さなければならないことを、手帳やメモに書きつけることが詳細になります。加齢とともに生じる通常のもの忘れであれば、集中力や学習力を訓練することに意義があります。思い出しやすくするための多様なコツを学ぶことができます。

それに対して認知症の人は、新しく学ぶこと（記銘力）が次第に難しくなります。思い出したり、新しいことを学びやすくするためのコツを訓練することさえできなくなります。

　マルム夫妻のテレビが壊れてしまい、新しいテレビを買いました。以前なら、エリックは自分でテレビをつけることができましたが、新しいテレビをつけることはまったくできなくなりました。グンヒルドは、押すべきボタンに赤いテープを張ってまでして、エリックにテレビのつけ方を何度も教えます。それにもかかわらず、エリックは自分が見たいテレビの番組があるとグンヒルドを大声で呼ばなければなりません。

　ある年、エンマの台所が改装されたとき、流し台にお湯と水を別々の蛇口ではなく、一緒に混ぜて出すことができる蛇口が取り付けられました。エンマはそれをいまだに理解することができません。そのために、お皿を洗うためにちょうどよい温度を調節することができません。したがって、冷たい水でお皿洗いをすることがたびたびです。

　娘のクリスティーナがお風呂場に便利な液体石鹸を買ってきましたが、エンマはそれを使いこなすことができません。そのため、介護士のレーナは、それを普通の固形石鹸に換えました。誕生日にもらった電気歯ブラシの使い方もエンマは学ぶことができません。

　ある程度の新しい学習は可能です。たとえば、認知症の人の何人かは住まいを変わっても、環境が比較的容易に把握しやすければ、しばらくた

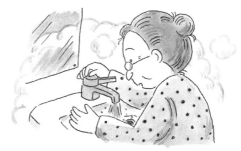

Part.2 認知症ケアの実際における自我機能 | 53

つと自分の住まいを見つけることができるようになります。

　体に馴染んだこと──「背中が覚えていること（やり慣れたこと）」──を、認知症の人は一番よく思い出せます。たとえば、ピアノなどの楽器を弾きこなす能力は、過去30年間に何が起こったかは思い出せなくても、忘れずに残っているものです。毎日同じ散歩をするなど、決まった日課を守ることは、認知症の人が自分の暮らしを実感し、環境に対しても安心感を抱くうえで大いに役立ちます。

　認知症の人になると、記憶は過去の時間に移動します。生い立ちなどの早期の記憶や成人になった初期の記憶は、壮年期の後半の記憶と比べると失われる部分が比較的少ないものです。ですから、子どもが幼かった頃の思い出話などは、とても豊かに思い出せるはずです。

　現在のやるべきことをこなし、明日の計画を立てることは、とりわけやっかいです。よく考えてみると、毎日計画しなければならないことはたくさんあります。何を購入して、何を夕食に食べようか。家賃はいつ払わなければならないのか。

　グンヒルドは、数年前からエリックの代わりに家族のための計画を立てるようになりました。エンマはいつ医師のところに行くのか思い出せません。彼女は数枚のメモに書き付けたのですが、それをどこに置いたのか思い出すことができません。

　エリックは約15年前の退職した頃のことや、最後の仕事をしていた頃を思い出すことができません。けれども、生家でのクリスマスや、学校のサイクリングで道に迷ったこと、人生最大の恋、グンヒルドとの出会いなどは、生き生きと話すことができます。

　数年前、エリックとグンヒルドはギリシャを旅行しました。グンヒルドがそのときの写真を取り出して、思い出を語っても、エリックは場所も、その

とき何をしたかも思い出すことができません。グンヒルドはいつも、自分が
イニシアチブをとらなければならないことに負担を感じますが、それでも共
通の思い出を一緒に楽しむことが重要だと思うのです。

　子どもの名前を忘れてしまった人が、雪割草のラテン語名を思い出した
り、窓から見える庭に植えられた木の名前を言い当てることができるのは、
私たちにとって不思議に思えます。記憶には、さまざまな種類があるので
す。たとえばエリックは、フランスの印象派について素晴らしい説明がで
きます。エンマは、ロールキャベツの調理や表現豊かな歌を歌いこなして、
介護職員たちを大いに喜ばせることができます。しかし二人の新しい記憶
はそんなふうにはいきません。最近起こったことはまったく思い出せない
のです。

　以前思い出せたことが思い出せないとき、ほとんどの人が恥ずかしく思
うものです。反応の強さはもちろん人によって異なります。認知症の人は、
記憶の低下に対して不安とストレスをもって受けとめていると考えなけれ
ばなりません。認知症の人が記憶の欠如をまったく隠そうとしないことが
あるとしたら、それはむしろ普通ではないのです。
　今日は何日ですかと認知症の人に聞いても、多くの場合、答えは返って
きません。代わりに、次のような答えが返ってくるでしょう。

　　「今日が何日か、あなたは知らないのですか?」
　　「そんな馬鹿げた質問はしないでください」
　　「今朝の新聞に書いてありましたよ」
　　「私の歳になれば、そのようなことはどうでもよいことです」
　　「今日は金曜日です」(推測)
　　「今日は何日でしたかね?」(家族に向かって聞く)
　　「どうして今、そんな質問をするのかしら?」

「なんて、素敵な日なのでしょう」（質問を聞き違えたようにふるまう）

記憶力が悪化したときに考えること

➡ 自我を支える対応例です

● 瞬間の喜びが大事であることを思い出してください。"瞬間の意味はそれ自体にあるのです"

【会話をするとき】

● 会話を、決して「思い出しますか？」「覚えていますか？」という質問で始めないでください。

● 質問を多くせず、その日が宿題の点検に終わらないようにしてください。代わりに、あなたが語るようにしてください。

● 「いつ」、「誰が」、「何を」という質問を避けてください。このような質問を受けると、認知症の人は不安になり、自分ができの悪い生徒だと感じてしまいます。

● 正しい答えが得られるかどうかわからない質問はしないでください。

● 認知症の人は、記憶をとっさに引き出すことが難しいことを思い起こしてください。認知症の人は、記憶をひも解くためのきっかけになる導きが必要なのです。たとえば、認知症の人が大事にしてきた古い物や写真（誰が写っているか、いつ、どこで撮ったのかをぜひ書いておいてください）を使ってみてください。それらについて話すようにしてください。

● 認知症の人は、感情についての質問よりも、事実に関する質問に答えることの方が難しいことを思い出してください。たとえば、「お昼を食べましたか？」と聞く代わりに、「お腹が減っていますか？」と聞いてみてください。

【さらに考えること】

● 認知症の人がお金をどこに置いたか忘れたために、あなたを疑っても、疑いをかけられているなどと思わないように努めてください。

● 介護職員として、生い立ち、兄弟・姉妹の名前、学校時代、仕事、関心ごと、家族などに関する認知症の人の人生史を学ぶことは重要な意味があります。これらのことによって、認知症の人の人生を貫く赤い（重要な）糸を維持することができるからです。

● 家族として介護職員に、あなたの近親者である認知症の人が昔関心のあったことや、一生懸命になれたことを語ることによって、介護職員と認知症の人がよい人間関係を形成する手助けができます。

● 認知症の人のそばにいつもメモ帳を置いておいてください。一日に何が起こったのか、何が起こりうるのか予測できることを書き付けてください。このことは、時間に継続性をもたらし、会話をするにあたって自然で、重要な内容を提供してくれます。

❖ 言葉

　言葉は私たちの考えを支配し、全体と文脈を理解できるように導いてくれます。言葉によって、私たちは他の人たちと考えや体験を共有することができます。人々が出会うとき、会話は重要です。認知症疾患を患うと、自分を理解してもらい、他者が何を言ったかを理解することが難しくなります。

　認知症疾患を患うと、他人に理解してもらうことと、他人が言うことを理解することの両方が難しくなります。まず気がつく能力の低下は、正しい言葉を見つけ出すことができないという「言葉の健忘症」なのです。認知症の人は、よく知っている人や物の名前を思い出すことができません。たとえば、「ナイフ」という言葉の代わりに「何か切るもの」、また「本」という言葉の代わりに「読むもの」という表現をします。さらに、認知症

の人は自分が希望することを表現することが難しくなり、沈黙しがちになります。そして言葉が少なくなります。そのために家族は、時間がたつにつれて認知症の人の代弁者になっていきます。

　Part.1第1章でアメリア・ヨートハンマルは認知症をどのように受けとめたかを語っています。このようなことを言っています。

　「話をするとき、言葉を見つけるのが難しい。とくに、知らない人や一度に多くの人と話をするとき、会話の途中で言葉がどこかへ消えてしまいます。動詞はまだよいのですが、名詞や人の名前を思い出すことが難しいのです。このことをとても恥ずかしく思います」

　性格的に寛容だったエリックは、言葉が思い出せないとヒステリックになり、身近なものを手当たり次第床に投げつけます。

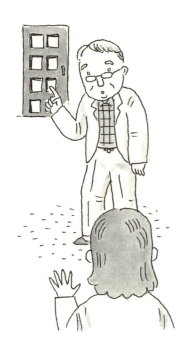

　「頭の中には言葉があるのに、どんなに努力してもそれを取り出すことができないのです。そのために、誰にも会いたくないのです。とても屈辱的です」

　アメリアとエリックは、二人とも言葉の喪失に深い恐怖を感じます。このことによって彼らはいっそう沈黙を深めていきます。しかし、認知症の人のなかには「話してばかりいる」人もいます。そうした事例では、止まることのない言葉を関連づけることや、話している内容や意味を理解することは、難しいことがしばしばです。ただそのことから、彼らが周

りの人たちに何か話したいということだけは理解できるはずです。ですから、立ち止まって、耳を傾け、何が話されているのか、認知症の人が何を言いたいのかを理解することに努めることが必要です。

　その場合、言葉を聞くだけでは十分とはいえません。他の方法によっても表現することはできます。身体によって何を言いたいかを伝えることができます。したがって、身体言語（ボディー・ランゲージ）を解釈することも重要です。

　　お昼が過ぎると、しばしばエリックは不安になり、家の中を歩き回り、何かを探し求めているようです。何が欲しいのかとグンヒルドが聞くと、彼は外へ出て、散歩しようと思っていると答えます。一度、間違って彼の言葉を真に受け、短い散歩に付き合ったときに、彼の不安が何であるかをグンヒルドは理解しました。エリックは外を散歩したいのではなく、手洗いに行きたかったのです。今は、お昼がすむと、彼女はバスルームのドアを開け、エリックが中に入れるように促します。

　認知症の人が話す意味を理解することが難しければ難しいほど、どのような方法で彼に話しかけるかということが重要になります。認知疾患を患うと、口調、表情、身振り、視線など情緒的な表現にいっそう敏感になります。ですから、何を話すかというよりは、どのように話すかということを考えなければなりません。言葉の背後にあるものを理解することによって、あらためてお互いに接近することができるのです。

　読み書きや計算する能力も低下します。認知症の人は、機械的にかなり長い時間本を読むことができますが、内容を理解するまでにはいたりません。しかし、本を手にするとか、新聞をめくるという感覚自体に意味があるのです。

　　エンマは成人してからずっと『アッレシュ』という雑誌を購読しています。

エンマは、今はもう雑誌の写真を見るだけですが、娘のクリスティーナは購読を継続しています。エンマは、今でも雑誌が郵便受けから配達されると、誇りと喜びの表情を見せます。雑誌はまた、認知症の人に話題を提供したり、一緒に読む機会を提供します。

エリックはある日、自分で署名ができないことを発見すると、非常に腹だたしい思いにかられました。「署名なんて、今までずっとできたのに。どうして、こんなふうになってしまったのだろう。誰が、お金の支払いをするのか？」（今までは、グンヒルドが記入した郵便払い込み用紙にエリックが署名してきました）。グンヒルドはさらに、エリックが店でも支払いができなくなったことに気づきました。彼はお札を出すと、必ずおつりがきちんと戻ってくることを期待するのです。

言語に問題のある人にどのように接すればよいでしょうか？

➡ 自我を支える対応例です

- 認知症の人が言いたいことに関心があることを示し、理解しようと努めてください！
- 認知症の人に話しかける前に、認知症の人の注目を集めてください。
- 話をするときは、認知症の人が集中できるように視線を合わせてください。このことはまた、認知症の人にあなたの顔の表情や口の動きを観察する機会を与えます。
- 会話を完全に終える時間があることがわかっているときにのみ、会話を始めてください。あなたが言うことを認知症の人が理解するには、多くの時間と気力が必要です。

【あなたが会話をするとき】
- 聴力の低下によっても、会話に参加することが難しいことを考えてくだ

さい。邪魔になる背景の騒音を避けてください。

●はっきりと、ゆっくりと話し、待つことによって、認知症の人が答えるのに必要な時間を提供してください。

●私たちは往々にして言葉を多く使いすぎます。言葉を簡潔にし、意味を短くしてください。

●同時に多くの要求はしないでください。認知症の人は、本当にあなたが言うことを理解しているでしょうか？

●あなたが介入し、援助する前に、認知症の人が探し求めている言葉を自分で見つけるための時間を提供してください。

●認知症の人が間違った言葉を使ったときには、何を言いたいのかを察するよう努めてください。間違いを訂正しないでください。

●認知症の人が自分を表現することが難しくなり、消極的になりだしたら、会話に参加しやすいように心がけてください。

●認知症の人に対して書く必要があるときは、簡潔に書くように努めてください。たとえば、「洗濯室は14時から予約されている」と書く代わりに、「2時から洗濯室は予約されている」と書いてください。

●移民の人が認知症になると、母語に戻ることを考えてください。彼らは、「間違った」言葉を話しているということを、普通認識していません。

【深刻な言語障害のあるときに】

●安心感や仲間だという感情は、言葉がなくても伝えられるものであることを考えてください。お互いを理解するために、絶えず話す必要はありません。

●笑顔や柔らかいスキンシップとともに話すことは、言語障害のある人に落ち着きを与えます。

●身体言語を使って話すよう心がけてください。たとえば、認知症の人にのどが渇いているかと聞くときには、同時にジュースを指してください。

●認知症の人が表現することが難しいならば（たとえば、手洗いに行く必

Part.2 認知症ケアの実際における自我機能 | 61

要があるとき)、その人の身体言語を解釈するように心がけてください。

● 「はい」あるいは「いいえ」と答えられるような簡単な質問をすることを心がけてください。

● 語彙の豊かな認知症の人が、今までに聞いたことがなく、理解のしがたい言葉を使用するときは、ゆっくり話すように懇願してもあまり意味がありません。それは、自分の困難に気がついていないからです。言いたいことを推察することです。

● とりとめのない膨大な話であっても、話の中からキイワードを見つけるように努めてください。そして、それを何度も繰り返して言うことによって、会話を理解していることを伝えることができます。

● 同じことを表現するのに同じ言葉をいつも使ってください。「おしっこ」「小便」あるいは「トイレ」「ご不浄」というように、認知症の人がいつもどのような表現を使うのか、耳を傾けてください。

❖ 抽象的思考

　認知症疾患を患うと、抽象的に考える能力が悪化します。認知症の人の思考は以前より具体的になります。その結果、目に見えない、触ることができないことを想定することが難しくなり、「彼女は毒舌家だ」とか、「足にサイダーが入ったみたいな感じ」(注：スウェーデンの言い方で足がしびれるという意味)というような抽象的な表現は理解できません。

　認知症疾患を患うと、全体を把握し、解決する能力が低下します。たとえば、近親者が亡くなるとか、職場に新しいコンピュータ・プログラムが導入されるなどの重大な出来事が起こったときに、このような能力の低下が明白になります。つまり、問題を解決するには新しい方法で考えなけらばならないからです。たとえ、抽象的思考能力が低下しても、認知症の人にとって見慣れた、あるいはやり慣れたことであれば、自らの経験と知識によって対処することができます。新しい問題は、抽象的に考えるより

大きな能力や将来を計画する能力を要求します。

　認知症の人は、集合的な概念を形成することも困難です。机と椅子は家具に属し、リンゴやバナナは果物に属することがわかりません。また、確定申告などの経済的管理や、以前の知識や経験が役に立たない新しい状況の把握などの、複雑なことに対処することが難しくなります。会話で交わされる抽象的な内容についていき、理解することもできなくなります。

　会社が新しい市場を開拓しようとして、新しい手法を導入しようとしたとき、エリックが変化についていけないという最初のかすかな兆しが職場で指摘されました。エリックは仕事に疲れ果てて帰ってきました。けれども、その理由を妻に話そうとはしませんでした。

　心理テストを受けたとき、エリックは抽象的な問題や質問に答えることが難しいことがわかりました。たとえば、「ガラス張りの温室にいるときは、石を投げてはならない」（注：自分の苦手なことは批判しない方がよいという意味）ということわざを文字通りに具体的に解釈したのでした。「その通りだ。ガラスの家に石を投げれば割れてしまい、たくさんのガラスの破片になる」と、質問に対して答えました。

　エリックはかなり長い間、他者からの招待に応えたり、友人たちに会ったりすることを避けてきました。抽象的な表現を誤解し、友人たちの話すことが理解しがたいために、会話についていくことが難しいのです。理論的で抽象的な内容の本は、内容を把握することができないために読まなくなってしまいました。

　レーナがとても美しい鉢植えをもっているエンマに言いました。「なんてすてきな緑の指をもっているのでしょう！（注：緑の指とは花や庭づくりの才能があることを意味する）」するとエンマは、自分の手をしげしげ見て「少し

Part.2 認知症ケアの実際における自我機能 | 63

も緑なんかではないわ」と言います。また違う機会には、娘のクリスティー
ナが入院しているエンマを見舞いにきたとき、不安で何か考え込んでいるよ
うでした。「職員たちが、水を捨てなさい（注：排尿をしなさいという意味）
というのよ。でも、どの水を捨てていいのかわからないわ」と、彼女は言う
のでした。

抽象力が低下するとき、どのように容易にすることができるでしょう
か？

➡ 自我を支える対応例です

- 認知症の人にとって作業内容や課題があまりにも複雑であることがわ
  かったら、尊敬に満ちた方法で、認知症の人の課題を軽減するように努
  めてください。
- 認知症の人は、具体的であることを必要としていることを考えてくださ
  い。たとえば、入浴室で洗面をしているときに、「パンにしますか、そ
  れともお粥にしますか？」と聞かれても、想像の世界で朝食を思い浮か
  べることは難しいものです。
- たとえば、あなたが言ったことの隠された意味や、ジョークのポイント
  を会話の中で、認知症の人が本当に理解したかどうかに注意を払ってく
  ださい。
- 会話の水準を認知症の人の抽象力に合わせるよう努めてください。

さらに理解を深めたい人に「②思考過程」

▶ 121ページ参照

3 アイデンティティの混乱が起こります

人は生まれてまもなく、自分自身の体と心をもったユニークな存在であるという感情を発達させます。「私は、私である」というアイデンティティ（自己の所属感）は、他の人との関係において、全生涯にわたって形成され、発達させられます。そして自分のライフ・ストーリー（生活史）とライフ・スタイルが形成されます。アイデンティティというものがどのくらい確立しているかということは、人生において出会う変化や喪失に対して、どのように対応できるかということと大きく関係します。自分の体を認識すること、他者からどのように見えるかを理解し、また、自分の限界を知ることはアイデンティティにとって重要な意味をもちます。

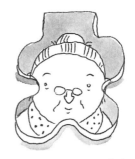

介護士のレーナからみると、エンマは個性のある、ユニークな人間です。彼女は、エンマの人生に通じています。10代のはじめに父親が死んだこと、つらくてきつかった仕事、アルコール依存症の夫、数度の流産など、エンマが人生において出遭った多くの困難を乗り切ってきたことを知っています。それにもかかわらず楽観的な人生観をもつエンマを、レーナはとても尊敬しています。レーナはエンマに対して特別な尊敬の念を抱き、認知症の人であっても素晴らしい人間だと思うのです。

普通の老化においては、自分への感情や理解は歳とともにそれほど変化するものではありません。歳（生活年齢）相応の自分というものを感じる人は少ないことが、その理由を説明しているといえます。健常な高齢者に歳を聞けば、「私は80歳ですが、60歳のように感じます」と答えるでしょう。高

齢の認知症の人に歳を聞けば、彼女は80歳にもかかわらず、「私は55歳です」と答え、実際にそれが自分の正しい歳だと思っていることさえあります。

認知症の人になると、自我の機能が低下するために、自分が脆くなり、自分がいったい誰であるのか、不安に感じるようになります。認知症の人が自分の顔や体が自分のものであると感じられなくなると、まるで異邦人になったかのような感情と、強い消滅的・破壊的な苦悩に襲われるのです。自我を喪失したと感じる人さえいるでしょう。『迷路に住んでいる』という本の中で、著者は自分の壊れやすい尊厳を失うことが怖いと書いています。彼女は、「ほんとうのダイアナは死んだ」と感じるのです。

　　介護士のレーナはある日、エンマを訪問して恐怖にかられます。このところずっと、エンマの調子はよくありませんでした。非常に混乱していて、鏡を見て「この老婆はいったい誰なの！」と叫ぶのです。同じ日、レーナがエンマの洗面を手伝っているときに、さらに奇妙な出来事がありました。エンマは、シャワーを済ませてから体を拭くとき、自分の体がわからなくなって、間違ってレーナの体を拭きはじめたのです。

自我を支える対応法の重要な目的は、認知症の人が尊敬をもって接すべき価値のあるユニークな一人の人間であるという実感を維持できるように（体験認識）、支援することです。時々私たちは高齢者、特に認知症の人は性をもたない存在として見る傾向があります。認知症の人たちは、自分のアイデンティティの重要な一部をなす男性らしさや、女性らしさの多くを失ってしまったのです。

エリックの日常は、だんだんと女性支配の世界になっていきます。日々の介護はすべて女性によって行われます。男性の友人たちは遠ざかってしまいましたし、以前はエリックの大きな関心であった男の集まり「自由な壁の会」にも参加しなくなりました。ひょっとしたら、それが、以前、

非常に男性的であったエリックが、男性らしさを見せなくなった理由であるのかもしれません。

　グンヒルドは、エリックが自分らしさを維持できるように支援することに、大きな責任を感じています。彼は、いつもきちんとしており、上質の服を身に着け、魅力ある肉体を保っていました。しかし今は、妻が彼に髭を剃り、汚れたシャツを取り換えるように注意しなければなりません。

認知症の人が自分のアイデンティティを保つためにどのように支援すればよいでしょうか？

➡ 自我を支える対応例です

- 認知症の人が自分のアイデンティティを維持できるように援助してください、その人の名前を呼んでください。
- 男性のアイデンティティを強化するための活動や仕事を見つけるように、努めてください（家庭で女性の仕事を見つけることは容易です）。
- 認知症の人が不安を感じ、自分がどこにいるのか、自分は誰なのかわからなくなるときには、その人の感情を受けとめ、庇護してあげてください。
- 認知症の人が、自分の状況や人生史などから、自分についてどのように思っているかを理解することに努めてください。
- 安心感がないと認知症の人は混乱し、自分が誰なのかわからなくなってしまいます。できるかぎり、認知症の人が安心感をもてるように支援してください。
- たとえば洋服など、認知症の人が自分独自のスタイルを持ち続けられるように援助してください。

さらに理解を深めたい人に「③ 外界と自己に関する現実感」
● 124ページ参照

Part.2 認知症ケアの実際における自我機能 | 67

4 外界への認識や体験が変化します

認知症疾患を患うと、往々にしてかなり早い時期に、外界に対する認識や外界体験が変化します。

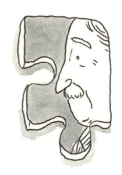

徐々に今日は何日であるのかが確かではなくなり、場所を見つけることが難しくなり、自分がどこにいるのかわからなくなります。人を間違え、知っていたはずの物に見覚えがなく、現実には存在しないものが見えるような気がするのです。体験は不安を呼び起こし、認知症の人は何か根本が間違っていると感じます。何が起こりつつあるのか恐怖を感じます。「私は気がおかしくなりつつあるのではないだろうか？」と自分に問います。しばしば、認知症の人は恐怖が大きくなりすぎて、自分の体験について話すことができません。

❖ 時間に対する理解が難しくなります

私たちの文化では時間はきわめて重要です。すでに小学校のときから時間を学び、遅れてはいけないことを教わってきました。このように、私たちはかなり早くから時間、生活のリズムというものへの認識を形成します。認知症の人は、発症後早期に時間に対する認識を失います。多くの認知症の人が、「時間という世界のホームレス」になってしまいます。

エリックは、今日が何日であるかを理解することが困難です。彼は、グンヒルドにしょっちゅう時間を確認します。グンヒルドは、彼と自分が落ち着けるように、毎日めくることのできるカレンダーを購入しました。居間のテー

ブルに何気なく置かれている新聞も、絶えず彼が今日が何日であるかを認識する大きな援助になります。

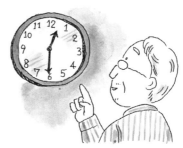

時計の針を読みとる能力が早い時点で低下します。このことは日常生活に大きな障害をもたらします。不確かな感情をもたらし、たえず時間を訊ねなければならなくなります。

　グンヒルドは、エリックが時計を理解することが難しいことに気がつきました。時針と秒針を正しく読むことができないために、長針と短針が重なり合う12時や、上下に直線上に並ぶ12時半など、1時間と半時間の概念以外は理解できません。とにかく確かな時間が全体的にわからないのです。彼女が秒針をとってしまうと、エリックは、だいたい何時であるかということがわかるようになりました。彼は時針だけに集中することができ、それで満足するのです。

　認知症の人がわからないのは曜日や月だけではありません。時間の概念が消失し、起こった出来事を関連づけることができなくなります。周囲にとって大きな問題となるのは、認知症の人が自分の人生の異なる時期を区別することなく、行ったり来たりしてしまうことです。認知症の人は母親を探す少年になることもできれば、職場に急ぐ成人にもなり、同時に彼が80歳であって妻への依存が増大しているという、現実の認識もあるのです。

　ここ数日熱があり、喉が痛いエンマは、夜、娘のクリスティーナに電話をしました。「自分の子どもを失うことがどんな思いをするものか、あなたにはわからないでしょう」と、慰めようのない状態です。

普段は泣くような母親ではないので、クリスティーナは心配になりました。母親が何を話しているのか、なぜそんなに悲しがっているのか、わかりません。彼女はエンマの介護士であるレーナに連絡しました。

　レーナは「エンマはここ数日、体の調子が悪かったので、人生の他の時期に自分が生きていると思っているのではないか」と言います。エンマは、20代に流産したときの悲しみに襲われたのです。

　レーナとクリスティーナは、エンマの体験をそのまま受けとめて、エンマがそのときどんな思いをしたのか話してもらうことにしよう、と決めました。

　認知症の人が、どのような現実に生きているのかを、そのつど理解することは非常に難しいかもしれません。介護職員や家族は「今、ここで」という次元にいますが、認知症の人はまったく異なった時の流れに身をおくことができるからです。

❖ 場所に対する理解が難しくなります

　この場所に見覚えがないとか、ここがどこかわからないということも、認知症では普通のことです。病気の初期段階では、住み慣れた環境に対する認識についてはそれほど難しくありませんが、あまり知らない所を認識することは非常に難しくなります。そのうちに、自宅の手洗いの場所さえわからなくなってしまいます。場所を認識する能力の欠如は、普通外界から身近な環境へ、そして最後に自宅へと進行していくものです。駐車場で自分の車を探し当てられないとか、森で道に迷うとかなどは、混乱のほんの一部であったことがやがてわかるでしょう。そこで初めて、パニックが襲ってくるのを感じるのです。

　何年も前、エリックがまだ仕事をしていた頃のことですが、グンヒルドは彼の背広に風を通そうとしたとき、ポケットから職場と家の往復の地図を見

つけて驚きました。彼は、何年もその道を往復していたからです。

エリックは、短い散歩をよくします。ある日、夕刊を買いに出たエリックは近くの美術館で催される展示ポスターに目を止めました。そこへ行こうとしたのですが、見つけられず道に迷ってしまいました。数時間後、グンヒルドは心配になり、いつも夫が通る道を探しはじめました。エリックを見つけられなかったグンヒルドは、さらに不安なひとときを過ごしました。警察に電話をしようと思った矢先、玄関のベルが鳴ってエリックが、二人の感じのいい巡回警察官に連れられて戻ってきました。彼の表情は、不幸と恐怖に満ちあふれていました。

「いつ家に帰れるの?」と、レーナが来る日、エンマは時々心配そうに聞きます。レーナは、エンマが安心できず、不安になり、今住んでいるところが自分の家だと感じないときに、そう言い出すことを学びました。そういうときは、コーヒーを用意して、落ち着き、楽しいひとときを一緒に過ごすことが一番よいのです。本当は、エンマは他の人たちといつも一緒に暮らせる住み方をすべきなのだと、レーナは考えます。

時間や場所の理解(見当識)が難しくなった人をどのように支援すればよいでしょうか?

➡ 自我を支える対応例です

- 今日は何日かという質問によって、認知症の人を不安にさせないでください。わかりやすいカレンダーや日刊紙などを手助けにして、認知症の人が時間に対する理解がしやすいように援助してください。
- きちんと決まった、反復的な日課は1日に構造とリズムを与え、難しくなった時間の理解や把握の手助けになります。
- 認知症の人が、何度も今何時であるかと聞くことに苛立たないでください。質問は残りますが、答えを忘れてしまうのです。毎回、ていねいに

答えてください。質問するのは、おそらく答えを忘れ、時計の針が読めないからです。

●認知症の人が人生の多様な経験を、過去から現在へと混ぜてしまうことを理解してください。

●認知症の人の見当識障害を軽減するように努めてください。たとえば、今その人がいる場所を教えることによって、理解や把握がしやすくなるように、必要に応じて支援してください。

●認知症の人はわかりやすく、安心できる環境が必要なことを考えてください。いつも決まった場所に物などを収納してください。整理整頓することによって、認知症の人が探しやすくなります。

認知症の人の正しくない現実理解を訂正する場合は慎重にしてください。認知症の人の現実理解に正確さを求めることは、いつも正しいとはいえません。認知症の人の現実理解は、ひょっとしたら異なっていて、他の人生の時期を意味するのかもしれないからです。

認知症の人が体感することを否定しないでください。その代わりに、たとえば認知症の人が母親のいる家に帰りたいと言うとき、その人がいったい何を表現したいのかを理解するように努めてください。そうすることによって、認知症の人が抱く感情を受けとめる（受容する）ことができます。

認知症の人は、自分の言うことに耳を傾けてくれ、自分を理解し、関心をもってくれる人がいるということを実感するために、安心感を覚えます。

❖ 感覚による印象の解釈が難しくなります

知覚とは、人がどのように自分の感覚を通して現実を理解するかということを意味します。認知症疾患を患うと、五感によって受ける印象を解釈すること、聴覚、視覚、触覚、嗅覚、味覚を理解することが難しくなります。感覚自体は歳をとるとそれなりに低下しますが、認知症の人はそれ以

上に解釈する能力が悪化するのです。テレビの画面を認知症の人が理解できないとき、眼科に行ってもなんの解決にもなりません。

　認知症の人が自分の五感の助けによって見当識を保持することができなくなると、外界を理解することが難しく、混乱と恐怖感を招きます。多様な誤解が生まれることは、このことによってよく理解できるでしょう。

　「聴覚による印象」 を理解する能力が低下すると、理解できない、あるいは聞いたことのない音に恐怖を感じます。ドアが閉まる音や通りから聞こえる自動車の音が怖くなります。電話が鳴っているのか、あるいはドアのベルが鳴っているのか、区別がつかないのです。

　「目に見えるもの」 を解釈することも難しくなることがあります。たとえば、食卓のスプーンなどの見慣れたものに見覚えがなくなります。暗い表面は明るい部分に比べて一段落ち込んだように思えます。距離を把握することも難しくなるのです。

　家族が不安を覚えたり、悲しくなったりするのは、自分が誰なのかを思い出してもらえないときです。認知症の人は、人の顔を思い出すことが難しくなります。鏡に映った自分の顔さえ見覚えがないということが起こりうるのです。

　触ってみても、事物に見覚えがない場合が時々あります。水が熱いのか冷たいのか、あるいは靴がきゅうくつなことを感じることが難しいことなどもあります。

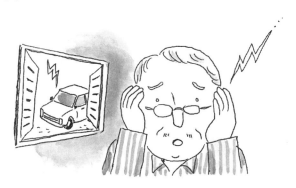

「香り」や「におい」を解釈し、理解することが難しくなることもあります。たとえば冷蔵庫のすえたにおいだとか、料理が焦げ付くにおいなどが理解できなくなるのです。

認知症疾患の後期には、「味覚」を解釈する能力が悪化する場合があります。口に入ってくるものが畑の土のように感じられるのです。

エンマは時々物に見覚えがなくなります。あるとき歯ブラシを櫛として使いました。レーナが間違いを正して櫛を前におくと、きちんと彼女は髪をとくことができました。エンマはまた白い洗面台の上に置かれた白い石鹸を見分けることが難しく、色のついた石鹸の方がよいことがわかりました。

エンマは食事をするとき、テーブルの上にあるものをすべて混ぜてしまう傾向があります。スープをナイフで飲もうとしたり、ナプキンでパンにバターを塗ってしまったりします。したがって、介護士のレーナが付き添って見守ることが必要です。レーナはまた、エンマが台所の窓の近くにある新しいこげ茶のリノリウムの床を避けることにも気づきました。「そこには深い穴がある」と、エンマは言います。

エンマは音を聞き分けることも難しいようです。ヒョウが窓を打つ音を怖がります。また、車のマフラーが壊れていると、通りで銃の撃ち合いが始まったのかと思ってしまいます。

エリックが風邪を引いた週でしたが、ある晩に起こった恐ろしい出来事をグンヒルドが思い出します。

彼女は興奮した夫にたたき起こされました。

「おまえは誰だ、私の寝室で何をしているのだ」。グンヒルドは最初説明しようとしました。そして、台所へ行って気持ちを落ち着かせようとしました。

しばらくしてからエリックが来て、不思議そうに聞きました。

「おまえは、いったいどうしてこんなところに座っているのだ」

あるときには、20歳の孫のモアをシャスティンと呼びました。孫と娘を混同したのです。

認知症の人が外界を解釈するために援助すること

➡ 自我を支える対応例です

- 認知症の人が感覚による印象を、どのように解釈してよいか確かでないときは、明確に、筋道を立ててわかりやすく説明してください。
- 認知症の人があなたの顔に見覚えがあるかどうかがはっきりしないときに、「私に見覚えありますか?」と質問しないでください。代わりに自己紹介をしてください。あなたの声に聞き覚えがあるかもしれません。

【考えること】
- 背景の色と異なる色にすると、対象物がはっきり見えます。
- 明るい床に敷かれた暗い色の絨毯は穴のように思われます。
- たとえば、食卓にたくさんの物が置かれていると、見分けることが難しくなります。
- 浴槽のお湯の温度は、必ず確かめてください。
- 飲み物と間違えやすい腐食性や毒性のある液体は、手の届かないところに保管してください。
- 認知症の人は、自分自身、不快なにおいのすることに気づかないかもしれません。

認知症の人が突然、しかし短い瞬間、あなたのことに見覚えがなくても恐ろしく思う必要はありません。認知症疾患にはよくあることで、しばしば病気の過程の比較的早い時期に起こることがあります。それは、往々に

して過ぎ去ってしまう出来事です。自分が誰であるのか、認知症の人が今どこにいるのか、説明してみてください。しかし、説明が役に立たないことに気づいたら、試みは中止してください。自分自身を落ち着かせるよう努力してください。他の話題に変えるとか、コーヒーを淹れるとか、散歩に出かけるなどしてみてください。

❖ 妄想と幻想

時期によって認知症疾患に妄想や幻想が表れることは珍しいことではありません。現実に対する間違った理解なのです。何か盗まれた、食事に毒が入っている、居間を見知らぬ人が占領している、隣の人がテレビを壊そうとしている、あるいはテレビに映っている人が部屋にいると想うこともあります。このような想いは認知症の人にとって現実なのです。これらは往々にして、五感による印象が低下する夜とか、認知症の人が一人でいるときに出現します。

クリスティーナがある日、エンマを訪問すると、彼女は混乱状態にありました。彼女は金時計と財布、2000クローネを盗まれたというのです。彼女は、新しく来たホームヘルパーが盗んだに違いないと言います。そこでクリスティーナが箪笥のすべての引き出しを探した結果、それらの品物が一番奥から全部出てきました。しかし、エンマはそれでも納得しませんでした。「あの太ったヘルパーがやったに違いない」と言い張るのです。

87歳の一人住まいの認知症の女性が話してくれました：
「このアパートは私が買って、移り住んだのです。ここへ引っ越した理由は、隣の女性が私につきまとい、換気口から電波を送り込んで私のテレビを駄目にしてしまったからです。引っ越せば彼女から逃れられると思ったのですが、彼女は今度は上に住む男性と親しくなり、つきまとうようになりました。電

波は天井を通して送りこまれ、私の新しいテレビはそれによってまた駄目になってしまいました」

　妄想や幻想に影響を与えることは難しいことです。それを可能にするひとつの方法は、信頼と正直さに基づいた人間関係を築くことです。認知症の人がたとえば誰かにつきまとわれているという不安を訴えたとき、それを否定してはいけません。そう感じる気持ちは受容してあげましょう。しかし現実としてではありません。

　妄想がどうしようもないものであることが明らかであれば、それに対して反論したり主張することを試みてもあまり意味がありません。それは認知症の人を、自分は完全に誤解されているという思いに追いつめ、理解してくれない人間をもう一人つくるだけのことです。

　直接の質問には正直に答える必要があります。もし認知症の人が、「あなたも私と同じように、隣の人がテレビを破壊したと思いますか？」と聞かれたら、「そうは思いません。でもあなたがそう思うなら、ずいぶん気持ちの悪いことでしょう。テレビが映らない理由は他にあると私は思いますが」と答えることです。

　認知症の人の現実に対する理解を容易にするにはどうしたらよいでしょうか？

➡ 自我を支える対応例です

- 基本的で重要なことは、認知症の人と信頼関係を築くよう心がけることです。正直でしかも明白な（はっきりした）態度をとってください。合意に至ったことは守ってください。
- 認知症の人の妄想について、認知症の人と議論しないでください。
- 幻想や妄想によって起こる感情は受けとめ、認めてあげてください。しかし、内容に関しては認めないでください。たとえば、電波に襲われる

恐怖は認めても、電波が現実であることは認めないことです。
- 孤独感が妄想や混乱を引き起こすことがあることを考えてください。
- 認知症の人が幻想にそれほど悩まされていないなら、特に対処する必要はないかもしれません。
- 認知症の人の健康状態を調べてください。たとえば、尿道炎を患っているかもしれません。尿道炎は幻想や妄想による混乱状態を引き起こす可能性があります。

さらに理解を深めたい人に「4 現実検討」

▶ 126ページ参照

5 人間関係が変化します

一人の人間の人生において、他の人との人間関係はもっとも重要な位置を占めるものです。他の人との関係を通して、私たちは人となり、また人として発達していきます。人間にとってもっとも必要な存在は「人間」なのです。

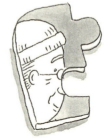

認知症疾患を患うと、深い次元で他の人との関係を形成し、その関係を維持する能力が次第に低下していきます。表面的なレベルでは、認知症の人も社交能力を保持することができます。

夫婦関係は早期の時点で悪化することがあります。認知症の人の行動は誤解されることが少なくありません。認知症の人の身近な人に対する関心の欠落、リーダーシップ能力の低下などを健常者からみると、人間関係が悪化したかのように見えるからです。そのことを妻や夫は、しばしば夫婦生活における危機として受けとめてしまいます。

周りの人との会話を維持するエリックの能力は、病気の進行とともに低下します。彼はもともと、それほど人付き合いのいい人間ではありませんでしたが、今は昔の友人と付き合う関心さえまったくないようにみえます。何度か、エリックは人格を侵害され、傷つけられましたが、友人たちはその理由がはっきり理解できませんでした。

住んでいるアパートの新しい隣人たちと知り合いになることはまず無理のように思えます。

残念ながら、一部の昔からの友人たちさえも、エリックや彼の妻との関係を維持しようという関心はなさそうです。夫婦の周りは静かで、寂しくなりました。「誰が本当の友達かよくわかります」と、グンヒルドは言います。「多くの人が連絡してこないのは、恐怖や不安のためであることは理解できます。しかし時々私たちはペストに感染した患者になったような気がします」

エリックの社交能力が低下すると同時に、彼の妻に対する依存度が大きくなりました。完全に自立していた状態から、彼は周りにとって要求の多い存在になってしまいました。

そして、1人ではいられなくなり、いつも妻のそばにいたがります。(グンヒルドの姿が見えないと、エリックにはグンヒルドのイメージを維持することが難しいのです)

グンヒルドは2人の関係に孤独を感じるとともに、エリックに絞め殺されるような圧迫感を感じます。彼女自身の生活の余裕は劇的に減少してしまいました。

いつもではありませんが、エンマの状態がよくないとき、彼女は自分の介護職員に強く依存しようとしま

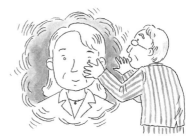

Part.2 認知症ケアの実際における自我機能 | 79

す。安心感を得ようとするために、四六時中誰かにそばにいてほしいように
みえます。介護士が帰ろうとすると、あらゆる手段を使って引き止めようと
します。

　そういうときの介護士たちの反応はさまざまです。何人かは必要とされて
いることに心を動かされます。ある人たちは、エンマが彼らに依存している
様子を見せることに対して、イライラするようです。

　グンヒルドにとって大きな問題は、彼女の表現によれば、エリックが自己
中心的になってしまったことです。「私が病気になっても、気分はどうかと聞
いてくれもしません」と、彼女は言います。「以前は、彼は子どもや孫たちに
とても関心をもっていました。しかし、今はまったく関心がありません。彼ら
が訪ねて来てくれても、元気かと聞きもしなければ、彼らと話すこともしま
せん。エリックは、この頃、自分以外の人間には関心をもたなくなってしまっ
たようです」

　介護職員であるあなたがエンマやエリックとの人間関係を築こうとする
のであれば、介護を提供する人・介護を受ける人という職業上の専門的
な関係と友人関係の違いを認識する必要があります。

　エンマとエリックは介護職員に依存する存在ですから、職業を通した専
門的な関係は対等ではありません。介護職員としての職業によって与えら
れる権力を行使しないためにも、これらのことを考えておくことはたいへ
ん重要です。

　認知症の人は、いつも弱い立場にあり、またあると感じていることを考
えてください。友人関係においては相互性が重要な位置を占めます。この
場合、両者は異なる感情、たとえば怒り、イライラ、悲しみ、あきらめな
どを表現する権利を対等にもっています。

　専門的な関係では必ずしもそうではありません。専門的な関係は任意で
成り立っているものではないからです。エンマとエリックは誰から援助を

受けるかということを、自ら選択することはできません。彼らは提供される援助に感謝しなければならないと考えます。

　認知症の人と人間関係を形成し、維持するために何があなたにできるでしょうか?

　認知症の人は、傷つきやすく、攻撃されている、排除されていると感じやすい存在であることを認識してください。攻撃的な出会いを避けるために、認知症の人は集まりから退きがちになります。また、多くの人と同時に交流するよりも一人の人と交流するほうが、認知症の人にとっては容易になります。

➡ 自我を支える対応例です

【考えること】
- 一緒に過ごすことは重要な活動です。ときには、一緒にいるだけで十分です。いつも何かをする必要はありません。
- たとえ家族であっても、「私は他のことをしなければならない……」など、あなた自身のニーズを表現することが重要です。
- 何かの理由で認知症の人のもとを離れなければならないときは、それを伝えてください。そのことは、認知症の人の不安や心配を軽減します。いつも明白で、正直で、誠実であることに努めてください。
- 健康なあなたの方から人間関係を築かなければなりません。
- 認知症の人がもっている社会的、情緒的な残存能力を大切にしてください。
- 認知症の人にも自分自身のための時間が必要です。

さらに理解を深めたい人に「⑤対象関係」

● **127ページ参照**

Part.2 認知症ケアの実際における自我機能 | 81

6 五感から得る印象の整理が悪化してきます

普通、私たちは毎日、視覚、聴覚、味覚、嗅覚、触覚の五感を通して受ける印象について、「爆撃を受けている」などとは考えません。

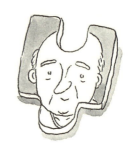

私たちは刺激が多すぎる環境で生活を余儀なくされることもしばしばです。外の交通音、背後で回る換気扇の音、テレビから流れる音、焼いたばかりのパンのにおい、肌を温める太陽……。

私たちは常に、五感を通して受けるすべての印象を受けとめ、整理しなければなりません。そしてそれらの刺激を、刺激防壁と呼ばれる濾紙がすべての印象を受けとめてくれることで、私たちは自らが管理でき、耐えられるレベルに調整しているのです。

印象が氾濫しすぎると、私たちは、そうした刺激を避けたり、あるいは刺激から逃れようとしたりします。私たちは、たとえば熱くなったレンジのプレートに手を乗せることを避け、聞くに耐えられない騒音があれば耳栓を使用することを学びます。

　　エリックは高い音に敏感です。あまりよく聞こえないグンヒルドは、音量を増幅した電話機を買いました。そのために、電話が鳴るたびにエリックは飛び上がります。どこから電話音がするのか理解できないからです。
　　「世の中には雑音と騒音が多いことだ」と、グンヒルドが毎晩テレビの前に座るたびに、エリックは言います。

認知症疾患の初期の段階で、五感の印象が敏感になるため、認知症の人は自ら遮断することのできない音や光に過敏になり、不安やストレスを

感じます。微妙に異なる印象を理解する能力も次第に低下します。

　認知症の人は「皮膚を喪失した状態」になるという表現が適切かもしれません。周囲で起こるすべての出来事に対して敏感になるのです。換気扇はうなり続け、ラジオの音はイライラさせる背後の騒音であり、ドアが閉まる音に毎回おびえます。

　介護士レーナは、エンマはいつも周りがにぎやかであることが好きなことを知りました。エンマの最大の楽しみは、大きなデパートで買い物をすることでした。しかし、レーナが失望したのは、現在のエンマは大きなショッピングセンターに出かけると

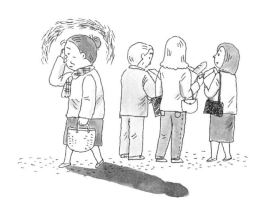

疲れてしまい、機嫌が悪くなるのです。印象が強すぎ、人が多すぎ、うるさ過ぎるのです。一緒に楽しい時間を過ごす代わりに、まったく反対の体験になってしまいました。

　五感の印象に対する感受性の低下も起こります。認知症の人がたとえば、脱水状態、痛み、冷たさあるいは極端な暑さに反応しないようであるかどうかを観察することが重要です。夏に毛皮の帽子を被っても認知症の人は汗をかかず、極寒の冬の日に窓を開け放しても寒さに震えることはないようです。

　数か月前にエンマは病院を訪れました。カルテには、「何回も転倒、尿道炎、脱水症状」と記録されていました。エンマは、おなかが減ったとか、喉が渇いたとか、痛みがあることを一度も訴えたことがありませんでした。

昨年、エンマは家で転倒しました。骨折した足で歩き回っていたことに気がつくのに、なんと1か月も要したのです。

感覚の印象の過敏性をどのように考慮すればいいでしょうか？

➡ 自我を支える対応例です

● 騒音のある環境や大勢の人の集まりは避けてください。
● 音楽は喜びやリラックスの源泉でもありますが、苛立ちや不安を感じさせる原因にもなります。バックグラウンドミュージックや高音は避けてください。
● 静けさを埋めるために、ラジオやテレビをつけないでください。
● 認知症の人は、注意を散漫させる音を遮断することができないので、一人の人と静かで落ち着いた環境で話す方が容易です。可能であるならば、こだまを発する音響の良くない部屋は避けてください。
● 認知症の人は、自力で自動的に眩しい光や高音から自分を守ることができないことに注目してください。
● 温度や痛みに対して認知症の人の感受性が変化することに注意してください。
● 認知症の人は、痛みがあることを表現したり、見せることが難しいことを考えてください。
● 認知症の人が、転倒したかどうかをいつも確かめてください。腫れや青あざがあるでしょうか？　体を動かすとき痛みがあるようでしょうか？
● 味覚が低下することを考えてください。料理にもう少しスパイス（香辛料）を多くした方がよいかもわかりません。

さらに理解を深めたい人に「⑥ 刺激防壁」

▶ **129ページ参照**

84

7 判断能力が低下します

判断能力が働かないと、日常生活の営みが難しくなります。さまざまな状況において何が適切であるかを理解し、行動の結果を判断することは他の人との共同生活においてきわめて重要なことです。

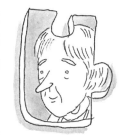

エンマの娘クリスティーナは、時々母親が恥ずかしくなります。最近のことで言えば、洋菓子屋"コーラ"でコーヒーを飲んだときでした。エンマは隣のテーブルの女性を指して大きな声で言いました。
「あんなに太った人は、こんなところに来て生クリームのお菓子を食べるものじゃありませんよ」

寒い冬の日、エンマが外套なしで出かけるのを見た隣人が注意すると、「あなたに関係ないから、構わないでくださいよ」という返事が返ってきました。

認知症疾患を患うと、判断能力が低下するのが普通です。たとえばエンマは、約束したことを守ることが困難です。彼女はいろいろ約束するのですが、その後で、自分がしたいことだけしかしません。テンポの外れたやり方が重なるために、彼女はしばしばどうしようもない状況に自分を追い込んでしまい、人びとを怒らせてしまいます。彼女は、また無意識のうちに危険な状態に自分をさらしてしまいます。

エリックは、信号のない、広い自動車道路を横切るとき、左右を見渡すことなく真っ直ぐ横切ろうとします。今までは自動車に轢かれずに無事にやってこられましたが、それは自動車の運転手が素早く反応したおかげにすぎま

Part.2 認知症ケアの実際における自我機能 | 85

せん。エリックは、自分が相手に対して危険を及ぼす行為をしていることについて、まったく理解していません。

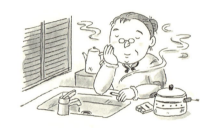

　介護士のレーナはエンマの喫煙が心配です。火災用ベルを取り付け、大きな灰皿を用意したのですが、今のソファーには醜いタバコの焦げ跡がいくつかついています。そこで、エンマの娘とレーナが考えついた共同戦略は、エンマに台所の流しの所だけでタバコを吸うようにさせることでした。不思議なことに、この戦略は成功しそうです。

認知症の人の弱くなった判断をどのように支援すればよいでしょうか？

　認知症の人は自分の行動の結果を理解することが困難です。経験から学ぶことができず、すべての状況が初めての経験となります。危険な状況を見渡して、理解することもできません。

> ➡ **自我を支える対応例です**
> - どのような状況で判断が難しかったかを考えてください。
> - いつも一歩先に回って、危険なことが起こる前に介入してください。
> - わかりやすい規則、決まり事、一貫性を保つようにしてください。
> - 安全の危険性を最小限にするために環境を整備してください。しかし、環境が非人間的にならない程度に。
> - 真剣に、思いやりをもって限界を示し、不適切な行動を回避するように努めてください。多すぎる説明をしないでください。長い議論も避けてください。
> - 道徳的に非難したり、幼児に対するような態度は避けてください。

- 認知症の人が最善の判断ができるように援助してください。たとえば、冬になったら夏服はしまうというように。
- 何か不適切な行動を指摘するときは、「誰のために、このような指摘をするのだろうか？」と考えてください。小さなことを大きな問題にしないでください。うるさい母親のようなふるまいは避けてください。
- 病気によって変化した行動については、前もって隣人や友人に話しておいてください。
- あなたの（願わくば）よい判断力を貸してあげてください。

さらに理解を深めたい人に「[7]判断・予測力」
● 130ページ参照

8 感情のコントロールが十分にできなくなります

　感情とニーズ（欲求、要求）は私たちの考えや行動に影響を与え、人生を生きていく上で重要な原動力となります。人には愛情と安心感、親密な関係と性欲、睡眠と食欲などのニーズがあります。ニーズは強く、しかも満たされることを求めます。

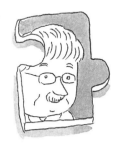

　感情には多様な強靭さがあります。不安になり、恐怖やショックに見舞われます。そんなことを望みもしなかったような感情に直面させられ、怯え、イライラし、怒り、憤怒、絶望に襲われることもあります。また、憂いを感じたり、悲しく思ったり、落ち込んだり、あるいは逆に軽やかな気分になって、喜びや幸せを感じることもあります。そして人は感情的になると、熟慮し、賢明に対処することができなくなり

ます。怒りに任せて、コントロールを失ってしまうからです。

　私たちは、経験を通して失望や裏切られた期待に対して耐えることを学びます。様子を見ること、待つこと、そして他人を尊重できるようにならなければなりません。つまり、自分の要求をいつも直ちに満たすことはできないのです。人として成熟するということは、自分の順番を待ち、様子を見、他の人を尊重することを学ぶことを意味します。

　認知症疾患の初期の段階で、認知症の人が自分のニーズや希望が直ちに満たされないとき、制御することが難しくなります。他人の要求を尊重するという能力が縮小してしまうのです。

　「最近、食事することが苦痛になってしまってね」と、グンヒルドは親しい友人マルガレータに愚痴をこぼします。「エリックは、すべての料理が配膳できるまで待てないのです。お客を招いたときでさえ、考慮ができません。食べ物に飛びつき、飲み込むように食べて、止めさせようとすると怒り出します」

❖ 怒りと攻撃性

　認知症の人がつっかかりやすくなり、自分の感情、特に怒りや攻撃性などをコントロールできなくなることは、家族にとって対処することが難しいものです。以前は、静かで、物わかりのよかった人が「怒りっぽくなってしまう」ことは珍しいことではありません。怒りは、多くの場合、待ち伏せています。このことは、認知症の人の本来の性格が変わり、意地悪になったことを意味するわけではありません。怒りには理由があります。したがって、なぜ、どのような状況で怒りが生じるのかを調べる努力が必要です。

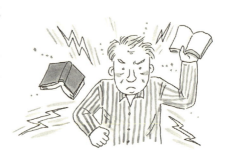

認知症の人の怒りの理由が、以下に述べるようなものであるかどうか
を考えてください。

- 身体的な疾患、尿道炎、熱、痛みがある、あるいは間違った投薬がさ
  れている
- 印象があふれている、たとえば高音、多くの人が同時に話している
- 時間的にせかされている
- 応えられない要求にさらされている
- 何を言われているのか理解できない、あるいは自分の言うことを理解さ
  せることができない
- 周りで起こっていることを解釈できない
- 自分の希望や要求が即座に満たされない
- 予期しなかった、あるいは突然起こったことに対処できない
- 人格が侵害され、自由感が制限される
- 妄想や幻想がある

　攻撃的な爆発を予防することに努めるほうが、怒りが爆発してから対
応し、中止させることよりも容易です。

　いつも親切で思いやりのあったエリックが、何度か本当に怒ったのですと
グンヒルドは話します。
　「医者に行かなければならない時間の迫っているある日の朝、エリックは私
の腕を叩くのです。彼は、セーターを裏表に着てしまったので、手伝おうと
しました。時間に間に合うことが大事だったので、ストレスを感じイライラし
ていました。彼に言うときの私の口調が多分きつくなったので、彼は私に腹
を立てたのです。けれど、この先どうなるのかと心配になります。彼はコン
トロールを明らかに失い、事実私を叩きます。このようなことは、今までまっ
たく予期しなかったことでした」

Part.2 認知症ケアの実際における自我機能　89

レーナは、エンマの感情の起伏に対処することが難しいと時々考えます。やらなければならない仕事はすぐにしなければ、エンマは容認することができません。また、レーナはシャワー日である木曜日にエンマの所へ行くことが少し恐ろしく感じます。エンマは、レーナが来たときには、すべて済んでいるように早く起きたと言います。さらに続けて、13歳の頃から全部自分でやってきたのだから、今も援助は必要でないと言います。本当のように聞こえますが、レーナはエンマがシャワーを浴びなくなったことを知っています。優しく説得し、シャワーが終わったらおいしいコーヒーを淹れることを約束して、エンマが満足できるようにシャワーを終えます。そうして静けさが取り戻され、2人は仲良く別れることができます。

❖ 変化する性行動

今でも、高齢者の性欲や性行動に対する偏見があり、禁句領域です。偏見はすべての世代に見られますが、高齢者自身にもあります。一般的な理解は、性的な要求は歳をとると劇的に減る、あるいはなくなってしまうというものです。今日、高齢者の性欲の低下は正常な現象ではなく、対応可能であると考えられ始めています。性欲や性行為は健康な加齢の一部であるととらえられます。

夫あるいは妻、パートナーの片方が認知症疾患を患うと、当然のことながら性関係にも影響を及ぼします。病気がかなり進行しても、多くの場合は機能します。夫や妻の介護者になることによって、相手を性のパートナーとして考えることがしばしば難しくなります。たとえば、オムツの取り換えなど身体に密着した介護は、介護をする健常者の側の性欲に影響を与えます。しかし、それによって親密な関係が終わってしまうわけではありません。親密さは他の形態に置きかえることが可能であり、性的関心を表現するには、頬を撫でる、あるいは足をマッサージする、添い寝する、抱擁するなどいろいろな方法があります。

認知症疾患や一部の薬によっては、病気になった人が前と同じような性行為に関心を見せなくなる場合があります。そういう場合には、相手が何を望むかを一生懸命、理解することが要求されます。実際に暴力はふるわれなくても、男性は妻に暴力をふるうのではないかと、ときには恐しく感じることがあります。それは、妻のサインを正しく理解する、あるいは妻が何を本当に望むのかがわからないからです。リスクに注目すれば、危険を小さく抑えることができます。

　また、認知症の女性が以前とはまったく異なった形で、はっきりとした性的サインを頻繁に示すことがあります。夫は、妻をどう理解すればよいか自問することになります。健康的なのか、病的なのか？　サインは本心からなのか、認知症疾患がそうさせていると見るべきなのか？　妻を利用するという罪悪感にも襲われます。両者の役割の混乱を意味するので、認知症の夫と性関係をもつ妻も罪悪感に襲われます。子どもに近い病人を介護すると同時に、その人の性的なパートナーであることは果たして可能でしょうか？

　認知症の人は性的な関係において理解されないために傷つきやすいですが、病気でない相手側も傷つく場合があります。健常者であるパートナーは、認知症の人との性的関係について境界線を引く権利をもっています。度重なる性的な誘いを受けることや、友人たちに対する性的接近を目にすることは、とても苦痛なことです。しかし、それらの行為を親しさやスキンシップを求めている欲求だと解釈すれば、親しさを性的ではない方法で示すことによってニーズを満たすことができます。

　近年、エリックとグンヒルドの性生活は変わりました。エリックは以前よりも性的に積極的になりました。それに対して、グンヒルドは役割が変わり、介護者になったことで、昔より性的欲求が減退しました。「彼は、絶えず懇願し、私と性行為をもつことにこだわります」とグンヒルドは言います。「彼はあんなに人への尊敬を大事にした人なのに、今は私が自分を守りたいとき

に、嫌だと言っても理解できないようです」

　グンヒルドはこの問題にどのように対処したらよいでしょうか？　彼女は、エリックの関心をそらし、ていねいに、しかし断固として断ります。このような話をすることは恥ずかしいのですが、グンヒルドは友人にこの問題を話すことにしました。驚いたことに、予想に反して大きな理解を得ました。直接的な助言は得られませんでしたが、心の中が軽くなりました。彼女が置かれている状況を理解してくれる人がいます。

　職員にとっても、「性的な挑発や不適切な行動」に上手に対応することは難しいことです。胸を触られたり、赤裸々な性的冗談を言われたり、みんなの前で自慰行為をする人を目にすると多くの場合、挑発的な行動に思えます。ケアを受ける男性から女性職員が性的注目の対象になることが多く、それに対処することは難しいものです。認知症の男性が、同性である男性職員に性的な誘いをするときの方が、より挑発的な行動だと思われがちです。

　また、職員は認知症の人のための特別住宅（グループホームなど）では、認知症の人同士がお互いに好意のある行動をとるときの対応もしなければなりません。たとえば、ソファーに寄り添って座る、お互いの頬を撫であう、手をつなぎながら廊下を歩くときなどです。親しさや温かさを求めることから、お互いのベッドに一緒に横たわることも起こりえます。いつも訪問する夫や妻が来合わせれば、そのような状況は好ましくありません。どのような境界線を引けばよいのでしょうか？

　職員グループで、認知症の人の性欲や性行動、それに対する自分たちの見方について話し合うことが重要です。高齢者の

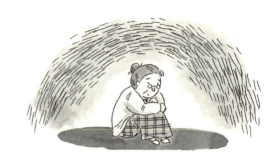

性的関心について、私たちはどう考えるのでしょうか？　私たちの偏見が、私たちの行動を左右するのでしょうか？　触れ合いや身体的な接近を欲する思いを性的な接近と解釈しているのでしょうか？　ブリッタのベッドにカッレが横たわっているのを発見したら、私たちはどうするでしょうか？　モラルの欠ける行為として腹だたしく思うのでしょうか？　どこに境界線を引くかということについて、私たちは合意しているでしょうか？カッレの妻やブリッタの夫に、私たちは何て言えばよいのでしょうか？

　すべての認知症の人の性的行動が変化するものではないことを指摘することは重要です。しかし、そのようなことが起これば、行動の変化は認知症疾患によるものであることを理解することが重要です。その他の行動の変化に対処するのと同じように、これらの行動の変化に対しても尊敬をもって接するべきです。身体的な接近や触れ合いたいという要求を受けとめ、理解を示すと同時に、距離をもって接することです。

感情のコントロールが低下するとき何を考えるべきでしょうか？

　認知症の人は普通、自分の抱えている困難を外へ出す（外在化する）方法によって表現することを認識してください。行動には意味があります。したがって、その人がなぜ、そのような行動をとるのか理解することを試みることが重要です。

　怒りは、多くの場合、恐怖を覆い隠す感情であることを思い起こしてください。認知症の人は起こっていることの解釈や理解が正しくできないのかもしれません。そのために、その人は恐怖感を抱き、怒りをともなって反応するのです。

➡ 自我を支える対応例です

【怒りの爆発を予防する試み】

- 認知症の人はどのような状況において静かで、リラックスして、ありの

Part.2 認知症ケアの実際における自我機能　93

ままの自分でいられるのかをよく考えてください。そのような状況を最大限活用してください。

● ストレスが生じる状況を避け、ゆっくりと静かに対応してください。

● 動いたり、散歩したりすることは緊張を緩和する方法であることを考えてください。

● 認知症の人に対していつも準備をさせ、これから起こることを説明してください。

● 認知症の人が興奮したときのサイン、たとえば身振り、身体言語、目の表情などを「読みとる」ことを学んでください。

【イライラする雰囲気が感じられるとき】

● 議論をしないで、そらし、ほかのことに気を移せるようにしてください。

● 多くの説明をしないでください。

● 自分の落ち着きを保つよう心がけてください。

興奮した行動を生じさせた要因は何であったかを調べ、書き出すことを忘れないでください。たとえば、認知症の人はどのような条件の下で、1日のどの時間帯に苛立ったのでしょうか？

【性的に周囲を混乱させる行動が起こったときに考えること】

● いつも一貫性のある、決まった対応をしてください。ていねいに、しかし、断定的に境界線を示してください。

● 優しさや身近さの要求が、ときには性的な表現で示されることを思い起こしてください。

● あなたの装いが、認知症の人にとって挑発的に受けとめられないかどうか、気をつけてください。たとえば、短い、あるいは深く胸元をあけたタンクトップなどは身に着けないでください。

【不安や悲しみがあるときに】
- たとえば、不安を言葉にできるように、認知症の人の思いを表現できるように支援してください。
- 慰めることは大事ですが、認知症の人が自分の感情を自分で表現できるように見守ってあげてください。
- 言葉と肌の触れ合いによって、認知症の人が安心感を体感できるようにしてあげてください。

周りの人たちにとって対処することが難しい問題が、性的開放性が認知症疾患の変化にともなって顕著になる行動です（性的行動を抑えるのが難しくなる）。このような場合、どうすればよいのかという処方箋はありません。しかし、愛情と優しさの要求が性欲の重要な側面であると考えることはできます。したがってある程度、そうした行動を緩和できるよう、働きかけることも必要です。

さらに理解を深めたい人に「⑧欲動を制御する機能」
▶131ページ参照

9 不安は解消されなければなりません

私たちは強い不安や不愉快な感情から自分を守るための多様な「逃げ方・コツ」をもっています。「逃げ方」とは、心理学的専門用語でいうと「防衛」を意味します。防衛は往々にして無意識下にあるもので、自分をどのように防衛するかということに気づいている人はいません。どのような防衛手段を使う

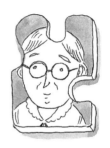

かは、以前の人生においてどのような防衛手段が役に立ったかという体験に大きくかかわってきます。自分にできる範囲で困難な出来事に対処するために、防衛が必要であり、多くの場合、選択された手段は目的にかなったものであるといえます。欠点は、防衛を維持するには多くの精神的エネルギーが必要だということです。

　認知症疾患を患うと防衛が影響を受け、ときには不安やパニック的感情が吐き出されます。さらに理解を深めたい人のための防衛機制の章を参照してください（132ページ）。

　防衛は耐えがたい感情を避けることを目的とするため、第三者に対して苦痛な感情はないと思わせることは容易です。

　　「エリックは忘れたり、同じことを何度も聞くことを苦痛に思っているはずがありません」と、グンヒルドは言います。「彼は、いつも自分の記憶には問題がないと言います」。しかし、エリックは否定する裏で本当はどう思っているのでしょうか？　忘れることを本当に苦痛に思っていないでしょうか？　ひょっとしたら、苦痛だと思っているのかもしれません。彼を支援したいと思うのであれば、グンヒルドはそれを理解する必要があります。

　私たちが不安に対して自分を護るときに使用する適応戦略やコツのいくつかを考えてみましょう。**「退行的になる」**人は、以前より幼稚な行動をとります。成人の役割から休憩をとるのです。昔の年齢段階に戻ります。私たちは疲れると、たとえば気難しくなり、愚痴っぽくなります。昔、認知症の人のことを「子どもに戻った」と言ったものです。認知症の人は、成人としてできたことが、今では他の人の援助なしにはできなくなります。

　防衛の効果的で重要な形態は**「抑圧」**で、多くの不快な感情を追い払い、変えてしまうことを意味します。しかし、感情が完全に失せたわけではなく、認識しないだけです。状況によっては、突然その感情が浮かび上がっ

てくることがあり、そうしたときには言い知れない不安に襲われます。エリックの妻グンヒルドが語ります：

　エリックがアルツハイマー病であることを知ったとき、私は何も感じませんでした。私は、人生の不公平の印として容認しただけで、数週間、何も起こらなかったという態度を取りました。

「否認」という防衛手段は抑圧とよく似ています。困難で不愉快な出来事に遭遇したとき、それを認める気力もなければ、勇気もありません。ですから、何も起こらなかったと思い込もうとするのです。ダチョウのように砂の中に頭を隠そうとするのです。これらは、危機の初期によく見られる傾向です。エリックの妻が言います。

　グンヒルドが毎月の費用の支払いをしようとしたとき、書斎机のいつもの場所に振り込み伝票がありません。グンヒルドはエリックにそれらがどこにあるか聞きますが、見たことさえないと否認します。探しまわりましたが出てこないので、グンヒルドは諦め新たに伝票を取り寄せます。数週間経って、エリックのベッド脇のテーブルの引き出しを開けると、紛失した伝票がそこにありました。彼女は腹だたしい声でエリックに言います。「あなたが伝票をもっていたではありませんか、ベッド脇の引き出しに入れたでしょう？　そのようなことをすべきではありません！」エリックはまったく理解できない表情で、伝票は見たことも、手にしたこともないと言います。「あなたが引き出しに入れたのでしょう、私のせいにしないでください」

エリックの娘、シャスティンは思い起こします。
　考えてもごらんなさい。父の様子が以前と違っておかしくなっていることを理解し、それに気づかなかったと認めるために、数年間もかかったなんて。
　そのころは、両親の援助をする時間も気力もないと思っていましたから、

Part.2 認知症ケアの実際における自我機能 　97

父の症状が普通の老化による健忘症以外のものであってはならなかったのです。今思うと、病気は何年も前から進行していたことがわかります。私は、母が過度な思い込みのために、事態を大げさに言っているのだと考えて、彼女の話を聴こうとしなかったことを恥ずかしく思います。今になって思えば、もっと早く理解すべきでした。

「ななかまどの実は酸っぱいと狐は言った」（イソップ寓話の一つで「すっぱい葡萄」と訳されている）というのは、ひとつの言い訳（**「合理化」**）です。これは、ごくあたりまえの防衛機制で誰にでも思い当たるはずのものです。

以前と同じように機能しないことを自分や他人に対して認めることは、そう簡単なことではありません。他の理由や、一番受け入れられやすい言い訳を探そうとします。裸眼で真実を直視する気力がないのです。

エリックは、軽い言語障害について感想を述べています。

　言葉を探すのが難しくなったわけではありません。時々難しく思えるようにみえるのは、私が常に自分を正確に表現してきたので、今もそうしたいと思い続けているからです。

　エリックの妻は夫の困難さを、長い間言い訳してきたことについて、今は後ろめたい思いをしています。

　記憶の悪化はエリックが何度も患った感染症によるもので、彼はそれで落ち込んでいるのだ、とずっと自分に言い聞かせてきました。彼が読書を止めたことについては、視力が悪化したためだと思い込もうとしました。息子が父親の行動の変化をいくつか指摘しても、そのころの私は、いつも何か、言い訳を用意していました。

エリックが意欲のない感情から自分を護るために使用し始めたのが、「自

98

我領域の縮小」という他の防衛法です。これは、自分の人生・生活の範囲を縮小し始めることを意味します。

　エリックは自分のもの忘れと対決しなければならない状況を避け始めました。たとえば、他の人から多くの質問を受けることに耐えられないために、食事の招待を断るようになりました。食事の招待を断るもうひとつの理由は、食事のテーブルで交わされる会話についていくことが難しくなったからです。「家にいる方がずっといい」とエリックは言います。「安心のある家にいれば、自分が忘れることを忘れることができます」

「投影」は、私たちが他人に対して、自分のなかにあるにもかかわらず、それを認めたくない感情や考えを伝えるために使う防衛機制です。「私が彼女に怒っているのではなくて、彼女が私に怒っているのです」

　エンマは、家事をこなすことができなくなったので、憤りと悲しみを感じています。
　彼女は「ヘルパーは一度もきちんと掃除をしたことがない」とこぼします。「あなたは、ほんとうにいい加減な人だ」と、エンマはヘルパーに言います。「床に膝をついて磨かないで、どうやってきれいになると思うの！」

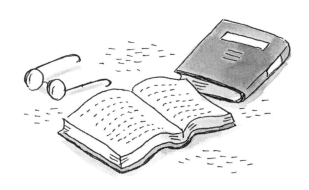

なぜエンマはこのような反応をするのでしょうか？　ひとつの説明は（掃除は行き届いていることを前提にしたうえで）、エンマは家のことをこなせなくなった自分の能力のなさを認めることができないからです。エンマは、自分自身への不満を投影することができるスケープゴート（聖書に出てくる「贖罪の山羊」、身代わり）を見つける必要があるのです。レーナがこの状況に正しく対処し、エンマが公平に対応されていないと感じないようにするには、まずエンマの中で何が起こりつつあるかを理解することが必要です。

エリックは、しばしば自分の不十分さをかなり強く感じています。時々その感情を妻に投げかけて、妻が彼から「去りたいと思っているのではないか」と文句を言います。彼は、何度も憤りと悲しみを込めて、娘のシャスティンに、妻が離婚を考えていると訴えました。

エンマの娘は、エンマは歩くことがおぼつかないために、転んだり、起き上がれなかったりする危険があると考えました。そして彼女は、エンマが絶対に自宅に住めない状態であることを、ケア計画会議で強く主張しました。「母はこれまでずっと私の面倒をみてくれました。今度は私が母の面倒をみる番です」と、娘は言います。しかし、エンマは頑固に、台所に窓があり、小鳥がいる自分の家に戻りたいと言い張ります。

ケア計画ではいったい何が起こっているのでしょうか？　娘は自分の心配や不安を母親に投影していると考えられるでしょうか？　不安が、エンマは自分のアパートにこれ以上住むことはできないという娘の理解をもたらしているのでしょうか？

認知症疾患が進行すると、防衛能力は低下します。心のなかにある不安をうまく防衛することができなくなるのです。場合によっては、不安が防衛の壁を破って、前面に押し出されることもあります。そういうとき、

エンマはパニックに陥り、さらに破滅的とも言える深刻な不安に襲われます。

　このようなとき、エンマは、安心できる腕の中で安らぎを得ることがないかぎり、自分の不安を解消することができません。

　家族の防衛機制にもひびが入ることがあります。家族が突然気力を失い、「砕けてしまう」ときは、このようなことが起こっているのです。

　そういうときには、家族が病気の過程のすべてを話すことができる相手を得、そして何らかの休養をとることがとても重要です。

　多様な防衛をどのように理解し、それらに対処することができるでしょうか？

【思い起こしてください】

● 防衛には目的があります――このことを考慮し、防衛を攻撃しないでください。たとえば認知症の人が否認をするときは、何が事実であるかについて、家族や介護職員が認知症の人と議論することは、必ずしも当然すべきことではありません。

● 認知症の人が、たとえば疑い、否認、言い訳などの多様な防衛戦略を使うときは、家族や介護職員が認知症の人から攻撃され、挑発されていると感じることはよくあることです。

● 妄想症的な傾向や疑惑は、多くの場合、認知症の人が自分は不十分で価値がないと思っていることを覆い隠そうとするためです。盗まれたという感情は、たとえばお金をどこに置いたか忘れてしまった感情よりも、認知症の人にとっては受け入れやすいものです。

● 認知症の人は、たとえば家族の誰かが亡くなるという深刻な出来事を、何らの感情を見せずに話すことができます。認知症の人は、そういう方法によって苦痛な体験から逃れようとしていることを認めてあげてください。

Part.2 認知症ケアの実際における自我機能

- 認知症の人は、たとえば記憶低下のように、その人の能力の悪化が暴露されるような状況を多くの場合避けるものです。

【考えること】
- なぜ、認知症の人が自分の困難をごまかそうとするのか理解することを試みてください。自尊感情を維持するために恐らく必要なのですから、そうすることを認めてあげてください。認知症の人に、たとえば記憶が悪いことを認めるよう強制しないでください。
- 感情的にも知的にも、認知症の人に対してできるかぎり成人として接してください。
- たとえば幼児語を使って、認知症の人を子ども扱いしないでください。

【注目してください】
- 認知症の人の世界があまりにも小さくなったら、外界と接触できるように刺激してあげてください。

さらに理解を深めたい人に「⑨防衛機制」
▶ 132ページ参照

10 自立心が弱まります

　私たちは、自立して生きるために日々の活動が非常に複雑な行為によって成り立っていることを、それほど考えることはありません。自立し、他人に依存しないことは、私たちの多くにとってきわめて重要なことです。可能なかぎり、他人に依存すること

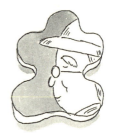

を避けたいと考えます。自立性を失うことを考えること自体が、私たちを恐怖に陥れます。

　認知症の人たちが、日常生活をどのくらい自立してこなせるかは、その人たちの他の機能に何が生じたかによります。すべきことを忘れるでしょうか？　身近な環境で必要な場所や物を見つけることが難しいでしょうか？　洋服を裏返しに着ているでしょうか？

　認知症の人が他人に依存せず日常生活を営もうと努力することは、認知症ケアにおいて重要な目標です。そのためには、ADL能力（日常生活をこなす能力）の継続的な分析が必要です。

　自我を援助する対応によって、認知症の人ができる範囲内で、自立して生活することを支援することができます。

　エリックはここ数年間、時々朝の洗面が難しいときがあります。彼はある動作にさしかかると動きが止まってしまい、石鹸を片手に長い時間立ち尽くしたまま、先に進むことができません。そのために、バスルームで過ごす時間がたいへん長引いてしまいます。けれどもそのことについて、妻が援助を申し出ても、エリックは激しく拒否します。

　エリックはまた、尿を漏らすために、時々下着が濡れてしまうことがあります。そういうとき妻が促しても、エリックは下着を替えることを拒みます。「あなたには関係のないことだ。私自身のことだ」と、彼は言い張ります。

エリックは彼の行為を容易にしてくれるはずの援助をなぜ拒むのでしょうか？　身の回りの援助を必要とし、他人に依存することを屈辱的なことと感じているのかもしれません。しかし、彼は自分の情けなく、不快な感情を荒々しく、怒りに満ちた態度によって隠そうとします。エリックは、常に他人への依存を必要としない自立した存在で、いつも自己決定ができた人でしたから、こういう状況は想像しがたい新しいことなのです。以前の彼は、「自分の問題は自分で解決する」「立派な男は自ら舵をとる」こ

とを信条として生きてきた人でした。したがって、昔と今の状況はきわめて対照的です。

　自分の身体に密着した援助をしてもらわなければならないことは苦痛であり、多くの人にとって人格が侵されるような思いがするものです。それゆえに、援助がさりげなく、速やかに、尊敬をもって提供されることが非常に重要です。

　エリックの病気の初期に、グンヒルドは夫のもっともプライベートな部分に関する援助をすることに感情的な抵抗感を覚えました。たとえば、エリックが胃のインフルエンザにかかったときは、手洗いで排せつの援助をしなければならず、そのことを非常に苦痛に感じました。そこへ、一人の介護士が来てくれたときは、救いの天使のように思えました。介護士がシャワーなどについてエリックを援助してくれることは、グンヒルドにとって大きな救いです。エリックも気が楽になったようで、援助を受け入れられるようになりました。

　今、グンヒルドはエリックの朝の洗面を少しずつ導くことができるようになりました。どんなに時間がかかっても、たとえば、歯磨きなど自分のできることはエリックが自分でやります。歯磨き粉のついた歯ブラシが手渡されれば、エリックは自分できちんと歯を磨くことができます。自分で歯を磨くことはエリックの安寧と自尊感情にとって重要です。

　朝訪問する介護士レーナのためにドアを開けるエンマの恰好が、時々「おかしい」ことがあります。寝巻の上にブラウスを羽織っているのですが、その寝巻の下からスカートがのぞいています。足には短靴をはいていますが、靴下のない素足です。

　そこで介護職員たちは、エンマが容易に身支度を整えられるように、前夜、次の日に彼女が着る洋服を彼女の手順通りに用意しておくことを決めます。娘のクリスティーナが、エンマのコンタクトパーソン（エンマの担当職員）

であるレーナに、エンマが新しい洋服を必要としているかどうか助言を求めてきました。レーナは、クリスティーナにエンマが脱ぎ着しやすい洋服を買うように提案します。多くのボタンを必要としないように作られた洋服です。

　代替介護職員のミアがエンマに怒りを感じ、イライラしたある日のことを話してくれます。エンマはミアが言うようにしないのです。ミアは、エンマが自分で洋服の脱ぎ着ができることを知っていますが、ミアがそうするように頼んでもしないのです。何度も促した後、ミアは朝食を用意するために台所から行くと、まもなくエンマがきちんと洋服を着て出てくるのです。

　ミアが頼んでも、なぜエンマは着替えないのでしょうか？　反抗したいのでしょうか？　多分、そうではありません。エンマは認知症疾患のために、依頼・提案に対してどう答えてよいのかわからないのです。彼女は、ミアが彼女に何をしてほしいかを知っていますが、突然どうすればよいのかわからなくなるのです。行動を指図をする脳機能が作用しないために、脳から腕へのサインが伝わらないのです。しかし、エンマは洋服を見ると自動的に着替えることはできるのです。

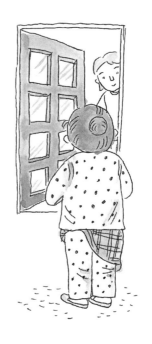

　エンマは、実に「料理が得意な母親」でしたが、今は調理することは難しいようです。戸棚にある食品を見つけることができず、何度も娘に電話してオーブンをどのようにつければよいのかたずねます。スポンジケーキを作るとき、間違って砂糖の代わりに塩をつかったことも何度かあります。このごろは、エンマは何もすることができず、台所のテー

Part.2 認知症ケアの実際における自我機能 | 105

ブルに座っていることが多くなりました。

イニシアチブは、将来何をしようかという考えに基づいて生まれるために、イニシアチブを取ることは難しいことです。「自分の将来を考えること」が難しくなれば、状況は複雑になります。

エリックは、自立を意味する多くの機能を損なってしまいました。このことは彼にとって人格が根源から侵害され、冒とくされたように思われるのです。

結婚してからずっと家計を管理してきたエリックは、支払いなどすべてのことを妻にゆずらざるをえなくなりました。50年以上も安全な運転をしてきたにもかかわらず、ベンツのハンドルを握る楽しみも奪われてしまいました。これらのすべての変化は当然、自立し、他人に依存しない人間であったエリックの自尊感情や体験に影響を及ぼします。

❖ 日常生活における倫理的ジレンマ

家族や職員として、認知症の人の自己決定能力に関する多くの倫理的配慮の必要性に直面させられます。どの程度・範囲において、認知症の人の自己決定を容認できるのでしょうか？　どのような事柄に関して？　いつ、どのような状況において、認知症の人は自分の生活や人生について自分で決めることができないのでしょうか？　いつ、認知症の人が「自分自身の最善がわからない」と判断すべきなのでしょうか？　自分の面倒を見ることが難しくなればなるほど、自立ができなくなればなるほど、認知症の人の人格を守るために、その人の自

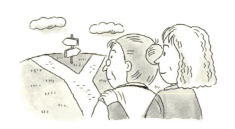

己決定をいっそう重視する必要があります。

　ある領域で自立ができない能力の低下を、すべての他の領域において自立できないと見なすべきではありません。エンマは支払いなどのお金に関することは決定できないかもしれませんが、食事、衣類の選択、活動などに関しては自己決定ができます。そうであれば、これらのことは当然自分で決めるべきです。また、選択の可能性をどのような方法で説明すべきか吟味し、決定を可能なかぎり簡単にできるように努めることも重要です。

　認知症である人の責任を肩代わりし、認知症の人の自己決定を尊重することについては、両方のバランスがたえず問われます。ときには、すべてを容認してしまう、あるいは逆に禁治産者扱いをしてしまう危険性があります。たとえば、エリックが自分の家に戻れるかどうか不確かなときに、一人で散歩することを許してよいでしょうか？　妻にとって、難しい決定です。エンマが、必要としている援助を断固として拒否し、ヘルパーを自宅に入れたくないとき、どうすればよいのでしょうか？　強制ではなく、介入するということは難しいことです。

　認知症の人ができるかぎり自己決定ができるために、どのように支援すればよいでしょうか？

➡ 自我を支える対応例です

- ●認知症であることは、常時権力をもたない弱い存在であることを認識してください。
- ●できるかぎり、認知症の人が自己決定権と共同決定権を行使できるように努力してください。
- ●認知症の人の能力の低下を推測したり、「暴露」しないでください。
- ●認知症の人が自分でできることと、援助を必要とすることの間にバランスを見つけるよう努力してください。できることを取り上げないでください。多すぎる援助は認知症の人を受け身にし、少なすぎる援助はスト

レスを招きます。

- たとえば、認知症の人が転倒するのではないかという心配から怖くなり、その結果、過保護にならないようにしてください。

【日常で考えること】

- 環境をできるかぎり安全なものにしてください。小さな絨毯を取り除き、たとえばこぼしたコーヒーなどのシミをふき取り、鋭利な角を除去し、歩きやすく安定した靴などを用意してください。
- 認知症の人を、たとえば洗濯物をたたむ、ジャガイモの皮をむく、配膳をする、皿洗いをする、スポンジケーキの生地を混ぜ合わせるなどの、家での日常活動に参加してもらってください。
- 認知症の人が可能なかぎり自立しやすいように考慮し、行動に移せるように誘ってください。たとえば、鏡の前に櫛を置いてみてください。
- ボタンやジッパーのない洋服や紐のない靴を買ってください。
- たとえば食事時間など、あなた自身が認知症の人が真似をできるいい手本になってください。
- 認知症の人が失敗をしないように努力してください――あなたが一歩先を行って、間違いはさりげなく正してください。
- 意味のない訂正はしないように。「言わなくても知っているはずでしょう……」というような指摘をしないでください。
- 規則的な手洗い誘導によって、認知症の人が排尿や排便機能を維持できるように努めてください。失禁するということは、きわめて恥ずかしい思いをするものです。

【認知症の人を支援するときに考えること】

一般的助言：

- ストレスを避け、寛容性をもって、認知症の人を待ってあげてください――認知症の人がストレスを感じると「自分を閉ざしてしまいます」し、

完全な行動麻痺状態になる場合があります。

● 身体に密着した援助をするときは、尊敬を示し、素早くすませるようにしてください。

● 多くの場合、すべて援助しなくても、誘導するだけで十分であることを考えてください。

● 認知症の人自身の主導を大事にし、奨励してください。

● 同じやり方をすることが重要であることを思い起こしてください。すべての人が可能なかぎり同じ方法で認知症の人を援助することです。

● 認知症の人が、たとえばシャワーなどの行為をなぜやりたくないのか理解することに努めてください。

洋服の脱ぎ着をするとき：

● 着る順番に衣類を並べてください。

● 季節にあった衣類をつるしてください。

● 間違ってかけたボタンなどを直ちに訂正することはしないでください。

食事時に：

● 認知症の人が、たとえばミルクを焼き魚にかけるとか、食べ物と飲み物を混ぜる傾向があれば、飲み物は食事の後に出してください。

● 食事のときに、認知症の人ができるかぎり自立を維持できるように努めてください。ナイフとフォークや箸を使いこなすことができないのであれば、手で食べることができる料理（サンドイッチや串焼きなど）を用意するのもひとつの選択肢です。

さらに理解を深めたい人に「⑩ 自律的自我機能」

▶ 134ページ参照

11 空想・想像力が萎縮します

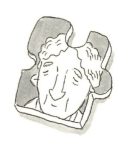

　時々、生きていることが厳しく思われるときがあります。そういうときは自分を気軽に解放し、気の向くままに行動することによって、生き返った思いがするものです。

　たとえば、成人としての行動から一時的に解放され、子どもの遊戯性や空想の世界に入っていくことです。

　エンマの言うところの、「何にでもすぐ笑うことができて、少し気違いじみた」人間だったということは、このような能力をもっていることを意味します。

　空想と遊戯性はすべての創造の源であり、素早い反応、ユーモア、芸術的創造、問題解決や感情移入において重要な役割を演じます。

　エンマは残念なことにこの能力をかなり喪失してしまったようです。それでもなお、彼女が生み出すユーモア、冗談、笑いなどは、エンマと介護士レーナの両方にとって大きな救いになっています。

　彼らは、一緒に歌をうたい、ダンスをします。エンマは歌をうたうことと踊ることが大好きで、そのときは安心感をおぼえ、自分に対しても確かさを感じているようです。レーナがうたえない歌をエンマはたくさんうたえますし、彼女にワルツも教えたほどです。エンマとレーナがかもしだす雰囲気は楽しさに満ちています。

　一緒に楽しめるということは大事なことです。明るいユーモアによって、悲劇的になりがちで問題の多い日常を容易に過ごすことができるのです。さまざまな状況において滑稽さを感じることができることはひとつの大切な財産だといえます。

心の温かさをともなうものであれば、「気違いじみた」状況に対しても、笑い合うことができます。感情への抑圧が強くなりすぎたときには、ユーモアは爆発を予防する安全弁になります。

日常の喜びを大事にすること

> ➡ **自我を支える対応例です**
>
> ● 楽しんでもよいのだということを忘れないでください。
> ● 一緒に笑うことは、お互いに触れ合う一種のコミュニケーションです。
> ● 滑稽な状況を認知症の人と一緒に笑い飛ばすことは、とても有益なことであると考えてください。出来事の深刻さを緩和することができます。
> ● 認知症の人がテレビの子ども番組をときには好み、笑うことができることを思い起こしてください。

さらに理解を深めたい人に「11 適応的な退行」
▶ 135ページ参照

12　全体性と関連性が失われます

　私たちのパーソナリティ（人となり、人柄、個人性）には、人間を総合的なものとしてとらえようとする統合的機能があります。「パーソナリティの接合剤」と呼べる機能です。認知症になると、この接合剤が統合機能をだんだん失っていきます。パズルの絵にひびが入り、パズル片が散らばってしまうのです。

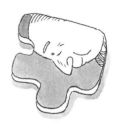

Part.2 認知症ケアの実際における自我機能 | 111

病院でレントゲン検査のあった夜、エリックは不安になり、混乱します。目は恐怖に満ち、命が脅かされているかのように、妻にしがみつきます。
　グンヒルドには、エリックの中でいったい何が起こっているのか理解できません。エリックが唯一発するのは、「助けてくれ、自分が壊れてしまう、すべてがバラバラだ」ということだけです。
　グンヒルドは無力さと無能さを感じ、どうしてよいのかわかりません。彼女はエリックを抱擁し、ソファーに座り、エリックに彼女が側にいること、何も恐ろしいことは起こらないことを保証します。しばらくすると、エリックは落ち着き、自分を取り戻したようです。

　認知症の人が、一瞬何の理由も関連性もなく突然混乱し、破滅状態に陥ることはよくあることです。それは、その人の外界に対する受けとめ方が断片的になり、バラバラに分散してしまうからです。
　認知症の人にとって自分の人生全体を意義ある総体として受けとめることはほとんど不可能です。人生のパズルがそれぞれの場所にきちんと納まっていると感じる能力は小さくなっています。
　老いた人は、人生を振り返り、自分が生きた一度限りの人生を受け入れる、すなわち集約したいという要求をもっています。そうすることによって初めて、一人の人間として存在することの全体感と意味を感じることができるのです。エリックはどのような人生を送ってきたかを思い出すことが難しいために、このような感情をもてないのです。また、記憶は過去と現在をつなぐ橋として機能するために、エリックには継続性という感情も得られないのです。彼の中では、過去が現在という時間と絶えず混ぜられ

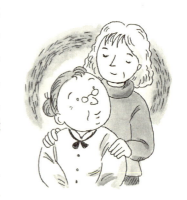

てしまうのです。エリックは、関連性のない記憶と体験を意味ある物語につくりあげるための援助を必要とします。

　　エンマの娘クリスティーナは、今になってやっと母親のこと、さらに自分の生い立ちをよく理解することができるようになったと言います。
　　エンマを訪ねるといつも、エンマは人生でどのようなことを体験してきたかを話してくれます。それらは、悲しい思い出と楽しい思い出の両方です。同じ出来事が何回も繰り返して話されますが、エンマはしばらくすると話していたことを忘れて、新しい出来事に焦点を移していきます。クリスティーナは、母親が困難にもかかわらず、自分なりに生きた人生の「締め括り」をしようとしていることを悟るのです。

❖ 認知症の人が、人としての全体感をもてるよう支援すること

　自我を支える対応の目的は、認知症の人がユニークで総合的な一人の人間として実感できるように支援することです。すでに紹介してきた能力を支援することによって、あなたは認知症の人の家族あるいは職員として、認知症の人の自分と外界に対する拡散してしまった体験を軽減することができます。
　自分を総合的な存在としてまとめられるように、認知症の人とその人が生きた人生を話し合ってください。認知症の人が人生全体を把握することがたとえできなくても、あなたは、その人が存在する一貫性・継続性と意味を短い瞬間、感じることを援助することができます。

さらに理解を深めたい人に「⑫統合機能」
▶ 136ページ参照

Part.2 認知症ケアの実際における自我機能 | 113

13 自我の内側の真髄

認知症疾患がすでにそれぞれの場所に納められた「人間のパズル」を揺さぶると、まもなくパズルは壊れてしまいます。しかし、それは一度に壊れるわけではありません。ある程度の揺さぶりには相当の抵抗力をもっていますが、そのうちに影響が強まり、絵が引き裂かれてしまいます。そうなると、絵 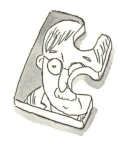 の背景に何か―自我―が存在するのであろうかという疑問が湧き上がってきます。もし、人間が単なる一枚の複雑なパズル画だとしたら、人間に潜む人間性はいったいどこへ向かっていくのでしょうか？

この本では、私たちは人間の自我をいくつかの自我機能からとらえてきました。しかし、人間には奥深い秘密、自我の機能からだけではとらえることのできない何かがあるのではないでしょうか？　人間とは、いくつかの自我機能の集まりだけではない、それ以上の存在なのではないでしょうか？

人が認知症疾患を患うと、脳に何かが生じます。あまりにも多くの神経細胞が死に、行動に影響を与えます。私たちの考え、感情、感覚、願望は単なる脳における生理的プロセスだけなのでしょうか、それともそれらのプロセス以外にも何かが起こるのでしょうか？　これは哲学的な問いですが、熟考する価値があります。

認知症の人をどのようにとらえるかということによって、答えは異なってきます。もし、認知症の人が、病気によっても影響を受けない何か、侵されることのできない奥深いものをもつと信じるのであれば、たとえ、どのような変化をきたしたとしても、その人は以前と同じ価値をもつのだということを、理解することが容易になります。認知症の人は、自分自身の

ためにも価値のある、重要な存在なのです。それによって初めて、人の価値、人格の独立性、自己決定という標語が、内容と意味をもってくるのです。これらの言葉が私たちに要求することは、認知症の人に対する私たちの接し方を振り返り、あらゆる形態の冒瀆を回避する努力です。そうすれば、認知症の人たちとの生の共有は、一人ひとりの恒久的な価値に対する畏敬の念と尊敬に満ちあふれたものになるはずです。

Part.3

さらに深めたい人のために

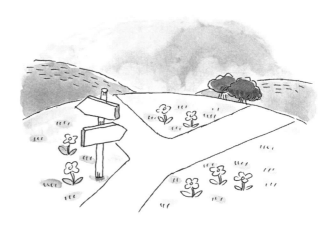

1 「自我心理学」のすすめ

　精神分析の父、ジグムント・フロイト（Sigmund Freud）は、自我を多くの機能から定義しました。自我は、自我の機能と同様に純粋な理論的概念であり、抽象概念です。これらの自我機能の手助けによって、人間の内部と外界の相互作用を描写することができ、パーソナリティ（人となり、人柄、個人性）とその多様な様相を理解することができます。

　心理学のなかでも、どのように人間の自我が構築されているかということに、特に関心をもつ学派を自我心理学と呼びます。精神分析家ハインツ・ハートマン（Heinz Hartmann）は、自我（自律的な自我）を従来の精神分析理論よりもさらに自立した存在だととらえる「自我心理学」の提唱者です。

　ハートマンは著書『自我心理学と適応問題』（Ego Psychology and the Problems of Adaptation, 1939）の中で、人は自分を実現しようというニーズをもって生まれてくるのであり、自我は重要で身近な人々との関係において早期に発展させられると主張しています。ハートマンによれば、人は思い出す、動く、印象を理解する能力を、生まれながらにしてもっています。彼は、これらの能力を「第一次的な自我の装置」と呼んでいます。これらの能力は、生まれた最初の年に自我の機能として発達しますが、その後も継続して発達し、人生を通して変化していきます。自我の機能によって、人は一人の人間の自我の様相がどのようなものであるか、あるいは人となりがどのようなものであるかということを理解します。

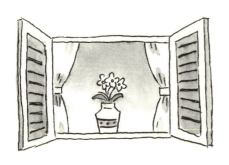

この本では、私たちはレオナルド・ベラック（Leonard Bellak）、マーヴィン・ハーヴィッチ（Marvin Hurvich）、ヘレン・ゲディマン（Helen Gediman）の『自我機能の分類』（Ego Functions in Schizophrenics, Neurotics, and Normals, 1973）を出発点として説明することにしました。この人たちは、自我を多様なレベルで相互に影響しあう12の自我機能の総合として定義しています。

　12の自我機能は、以下のものです。日本語定義は、小此木啓吾（2002年、精神分析事典）の用語を使用します。

① 支配・達成	⑦ 判断・予測力
② 思考過程	⑧ 欲動を制御する機能
③ 外界と自己に関する現実感	⑨ 防衛機制
④ 現実検討	⑩ 自律的自我機能
⑤ 対象関係	⑪ 適応的な退行
⑥ 刺激防壁	⑫ 統合機能

　私たちは、Part.2-1から12で、これらについてわかりやすく簡単にふれましたが、ここでは自我の機能についてさらに基礎的な理論を紹介したいと思います。先述した各章では、認知症の人と時間と場所を共有するうえで、可能なかぎり熟慮した、適切な援助を行うために、何を考えるべきかということに焦点をおいてきました。それが、私たちが「自我を支える対応法」と呼ぶ方法でした。

　これからの節では、それぞれの自我の機能について、さらに詳しく説明し、認知症にともなって生じる障害のいくつかを例として取り上げたいと思います。

Part.3 さらに深めたい人のために　119

2　12の自我機能

1　支配・達成
→Part.2-1 自尊感情がおびやかされます

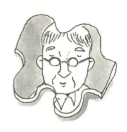

　この機能は人生のさまざまな状況において積極的に対応する能力を反映し、私たちが現実においてどのように適応できるかという点で重要です。私たちが人生で出会う困難や障害を乗り切るために、また私たちの内部にある能力や資源を現実化するために、大きな役割を果たします。

　この機能は二つの観点からとらえることができます。ひとつは、いかに自分に能力があるか、またどのくらい日常生活を乗り切ることができるかという自分自身の評価です。もう一つは、周りの人が評価する日常生活の営みにおける能力です。自分自身の評価と周りの人のそれとでは大きく異なる場合があります。日常生活を非常にうまくこなしていると自分では思っていても、周りの人は異なった見方をするかもしれません。まったく逆の見方もよくあることです。

　能力があると思う感情は、自尊感情、自己認識、自信などという形で表れます。よい自尊感情があれば、自分の判断を信じることができますし、難しいことに取り組んだり、新しいことに挑戦したりすることに対して不安を感じません。自尊感情が低いと、何もできないと思ってしまいます。

　たとえば、対象関係、衝動の制御、現実性の検討・判断などの他の自我機能が改善されれば、私たちの能力も間接的に向上します。実際にある、またあると思っている自我機能を援助することは、人間が人生に満足を感

じるうえで重要な意味をもちます。

【認知症疾患にともなう障害例】
- 「小さい」存在で意味がないという思いが強くなります。
- 受動的、非活動的になります。
- 自分の関心や利益を主張することが難しくなります。
- 低い自己認識と自尊感情――人生を乗り切り、周りの要求に応えられないという思いが強くなります。
- 能力に対する「偽り」の思い込み――認知症の人はすべての日常活動を自分でこなせると信じ、援助を拒否します。
- 周囲に影響を与える、あるいは変える能力の低下や喪失が起こります。
- たとえば、認知症疾患にともなう能力の喪失など、変化や新しい状況に対処する能力の低下や喪失が起こります。
- 実際以上に無力であるという思いが生じます。
- 自分の能力に対する不信感を抱くようになります。

2 思考過程

→Part.2-2 思考能力が衰えます

人は、さまざまな角度から受ける多くの刺激や衝動に影響され、思考する存在です。将来を計画し、多様な決定をするために、人は吟味し、選択し、重要なことを取り上げなければなりません。

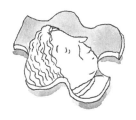

思考という作業は、集中力と注意力を要し、複雑で、しかも絶えず変化する過程を意味します。関心と動機があるかどうかということも重要な意味をもってきます。実際に関心のあることは、容易に学べるだけでなく、思い出しやすいものです。

思考とは、日常生活における多様な義務をこなすために、さまざまなことを調整・統合する一連の特別な能力です。問題を解決し、計画し、理解し、言葉や文章に表現する、思い出す能力は、いくつかの思考能力の一部です。

【認知症疾患によって生じる障害例】
●思考過程が緩慢になります。
●集中力の低下と注意力の散漫が生じます。
●記憶障害が生じます。
●言語障害が生じます。
●概念を形成し、理解することが難しくなります。
●抽象力や具体的な思考力が低下します。
●計画する能力が欠如してきます。

❖ 多様な種類の記憶

　ここ数年間に、記憶の研究は大きく進歩しました。それらの成果によって、何十年も住んでいた家に戻ることができないことや、成人した子どもがいることを理解できないのに、「月光の曲」のピアノの弾き方を思い出し、ヨーロッパのすべての首都の名前を言えるのは、なぜなのかを理解することができます。

　記憶は多様な方法によって分類することができます。ひとつは、短期記憶と長期記憶に分けることです。短期記憶とは、普通の言い方をすれば意識的なものです。情報に関心がある間は、情報が短い期間保存されます。短期記憶が機能するには、集中し、注目する能力が不可欠です。短期記憶が機能することが、長期記憶に入力し、保存する前提であり、長期記憶から記憶の材料を引き出すためにも短期記憶が必要です。長期記憶を保存するために、多くの場合、私たちは自動的に行うのが普通ですが、多様な仕掛け・技術を使います。私たちは、以前に記憶として保存した

情報や知識に関連させます。情報が処理され、整理されます。認知症疾患を患うと、短期記憶と長期記憶の両方が悪化します。

　長期記憶には、エピソード記憶、意味記憶、手続き（運動）記憶などがあります。

❖ エピソード記憶

　エピソード記憶（日記帳記憶）とは、人生において起こった個人的に意味のある出来事に関する記憶のことです。思い出し、そのときのことを話すことができるのは、何か特別のことをしたときです。エピソード記憶はかなりよく保存され、50〜55歳ぐらいまで安定しています。その後、加齢によって記憶を保存し、引き出す両方の能力の悪化が始まります。将来をめざした前向きの記憶、すなわち先のことを計画する能力もエピソード記憶に入ります。

　自分の個人的な記憶は、たとえば、学校の遠足でサイクリングをしたときはどのような気分だったか、昨年のクリスマスをどのように祝ったか、初恋をしたときの特別な日の日没、今朝の朝食内容、あるいは次の歯医者訪問のための予約日と時間などです。記憶は、それぞれの人の性格や以前の経験によって、個人的な色合いを帯びます。

　認知症疾患を患うと、まずこのエピソード記憶が悪化します。特に最近起こったことの記憶は、普通「新しい記憶」と言いますが、敏感で悪化しやすいものです。たとえば、今朝朝食に何を食べたか、昨日の訪問者は誰だったかなどの記憶です。「遠隔記憶」と呼ばれるかなり昔にさかのぼる記憶は、それよりも保存しやすいといえます。しかし、多様な記憶を引き出し、学習する能力はともに深刻に悪化します。

Part.3 さらに深めたい人のために　123

❖ 意味記憶

　意味記憶（知識記憶）は、たとえば国や首都、花や木の名前、作曲家や作家、アルファベットの「d」というスペルは「f」の前に来ることを思い出すように、人生において学んだすべての事柄を包括します。この記憶には、たとえば喫茶店、あるいは医者を訪問するときなどのように、多様な状況において、どのようにふるまうべきかという類の知識も含まれます。この記憶は、個人的な色合いのある経験に結びつくものではなく、常識と言われる一般的な知識を意味します。意味記憶の容量は60 〜 65歳に達するまで増大しますが、その後85歳になるまではほぼ同じ容量の水準を保ちます。

　認知症疾患を患うと、意味記憶も影響を受けますが、エピソード記憶に対する影響ほど深刻ではありません。

❖ 手続き記憶

　私たちは、手続き記憶（運動記憶）というものももっています。この記憶は、体が覚えているという、つまり人生において習得した多様な成果に関する記憶です。長い期間にわたって苦労して学んだ知識や技能を意味し、したがって一度習得すると自動的に働き始めます。このような記憶とは、たとえば自転車に乗る、泳ぐ、ワード（文章作成ソフトウェア）を使って文章を書く、ピアノを弾くなどの能力を指します。

3 外界と自己に関する現実感

→Part.2-3 アイデンティティの混乱が起こります

現実感とは、精神的および身体的にひとつの総体として抱く自分の実

在感(自己感)です。私たちは、他の人や外界に対する境界線をもっています。すでに、子どものときから体を動かすことによって、内側と外側の現実を区別することを学びます。自分の境界線を調べ、体の認識や精神的な力を試します。

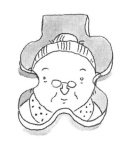

　現実感情は、私たちに自我の境界線があることを認識することによって生じます。この感情によって、内側と外側の現実を区別することができます。私たちは、自尊感情を発達させ、自分がユニークな人間であることを実感します。

　アイデンティティは、自分とは何かという認識(自己の所属感)を意味するので、現実感の一側面をなします。私たちは、生まれた最初の年に他者との関係において、自分がユニークな人間であるという自己感を発展させるということは、すでに取り上げました。アイデンティティの感情が、どのくらい安定したものであるかということは、人生途上において出会う変化や喪失に対する対応能力に重要な意味を与えます。

　現実感が損なわれ、アイデンティティの混乱が生じると何が起こるかということは、眠りに陥るときのことを考えてみると理解できます。眠っている状態と起きた状態との中間の状態であり、現実ではない感情(非現実感)を体験します。同じような非現実感は、お酒を飲んで酔ったときにも体験することができます。自分の体や体の一部であっても、疎隔感と非現実感を体験することができます。

　通常の老いであれば、自分の実在感(自己感)は変化しても、それほど大きく変わるものではありません。自分が年老いた存在だと実感する人が少ないことから考えても、このことが理解できるはずです。

認知症疾患にともなう障害例
●人に対する見当識(この人が誰であるかという判別)が損なわれます。自分が誰であるのかという不安感情が生じます。

- 自我の消滅とアイデンティティの混乱におびやかされます。内側の世界が破滅するような思いに襲われ、自我に亀裂が入り始めます。
- 非現実感に襲われます。
- 不安が忍び寄り、混乱と破壊の感情が自我の消滅の結果として襲ってきます。
- 異邦人的感情（疎外感）とアイデンティティの混乱によって、存在の足場を失った感情を抱きます。
- 「皮膚の喪失」――内部の世界と外部の現実との境界線が消滅します。自我の境界線が失われます。
- 身体的・精神的負担によって、アイデンティティの混乱が増大します。

4 現実検討

→Part.2-4 外界への認識や体験が変化します

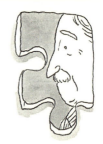

現実検討とは、私たちが現実と空想を区別できる能力を意味します。人は、子どものときからだんだんと外界について学びます。感覚が発達し、どのようなことを体験したかを思い出すことができるようになることによって、外界を読み取り解釈する能力を得るのです。

この現実検討は、他の人たちとのコミュニケーションによって持続的に行われます。それによって私たちは、外界を再解釈することなく、可能なかぎり正しく理解できるよう、多様な想定を補正することができます。現実検討は継続して行われ、新しい情報を得ることによって、私たちの現実の理解が変化させられます。自我と外界の境界を保持する能力は発達します。私たちは、どのように外界が形成されているかという理解によっ

て、内部の世界と空想を区別することができます。

　十分に発達した現実検討は、判断、記憶、集中、欲望や衝動のコントロール能力など、他の自我機能が十分に機能するかどうかによります。現実検討力が損なわれると、現実との接触が失われ、妄想や幻想などの精神的な分裂症状が生じます。

【認知症疾患にともなう障害例】
- 時間と場所の見当識が失われていきます。
- 時計の針を読み取ることができなくなります。
- 最初は未知の場所、次には知っている場所も見つけることが難しくなります。
- 体に対する認識や理解が混乱してきます。
- 物や人を思い出せなくなります。
- 五感の印象や刺激を感じる能力の低下が現実への認識をゆがめます。
- 妄想と幻想が起こります。

5　対象関係

→Part.2-5 人間関係が変化します

　対象関係とは、他の人に対する情緒的な関係を意味します。他者との関係は、自我の発達にとってきわめて重要で、中心的な位置を占めます。たとえば、近接性、距離、相互性、柔軟性など、多様な方法で他者に関係することができます。

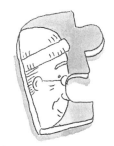

　対象関係における二つの重要な側面は次のとおりです。

- 敵対心を最低限に抑え、あたたかさと愛情に満ちた方法で他者への情緒的な関係を形成できる能力。
- 長期間にわたって安定した人間関係を維持できる能力。

　フロイトによれば、他者関係に関連する不安・苦悩には、次のような基本的な二つの種類があります。

- 人にとって重要な意味をもつ人を失う不安・恐怖（離別の苦悩）。
- 重要な人の愛を失う不安・恐怖。

　他の人たちに対して、その人たちがその場にいなくても、一定の心の像を持ち続けることができることは、私たちの存在を安心できるものにし、予想可能なものにするために重要です。

【認知症疾患にともなう障害例】
- 臆病になり、距離を置こうとします。
- 無感情になります。
- 自己中心的になり、他の人に対する共感性を欠くとともに、独占欲が強くなります。
- 人間関係の形成が難しくなります。
- 他者への依存が増大します──一人でいることが難しく、孤独感に耐えられなくなります。
- 重要な人たちに対してもたれかかり、要求します──共生依存
- 他の人が自立・独立した存在であることを理解することが難しくなります。他者を自分の「延長した腕」だと考えます。
- 重要な人が不在であることを認識・判断する能力が悪化します。
- 人間関係における失望感を受容する能力が低下します。

6 | 刺激防壁

→Part.2-6 五感から得る印象整理が悪化してきます

　子どもの発達において刺激の防壁は重要な意味をもちます。刺激の防壁には二つの機能があります。一つは、入ってくる五感の印象を保護することであり、もう一つは印象を受けとめることです。

　小さな子どもは、視覚、聴覚、触覚、味覚などによる印象によって沸騰してしまいます。そして五感を通じて外界を学び、聴く、吸う、周囲を見渡す、肌や手で感じるなど、さまざまな印象を受けとめようとします。そのようにして、存在の安定性とバランスが生み出されます。自分自身の力と、好ましい環境を用意してくれる保護者の保護能力を得ることによって、子どもは感覚印象を理解し、処理することができます。親たちは、子どもと外界の一種の調整役を果たすといえます。

　普通、私たちは特に発達した何らかの感覚をもつものです。たとえば、ヒルディング・ローセンベリィ（Hilding Rosenberg、スウェーデンの作曲家）にとっては、聴覚の印象が重要です。

　「子どもの頃を思い出すと、まるで小鳥の鳴き声、リング湖の水、冬の嵐、落雷、家禽、その他の家畜、教会の鐘、合唱隊など周りのすべての"音"を吹き込んだテープレコーダーが頭の中にあったような気分になります」

　感覚システムが活性されすぎて外からの印象が強すぎると、すべての五感体験はトラウマ（心的外傷）的になります。音楽は激しいストレスを感じさせるものでもあれば、心を休めるものでもあります。しかし、人はそれぞれ多様な適応法を発達させ、したがって強すぎる五感の印象に対して多様な方法で自分を守ろうとします。

Part.3 さらに深めたい人のために | 129

【認知症疾患にともなう障害例】
- 高音や強い光に過敏になります。
- 周りの音や光から自分を保護するために、遮断し、内に閉じこもります。
- 痛み、冷たさ、暑さに対する感覚が極度に敏感になる、あるいは鈍感になります。
- 感覚の印象におけるニュアンスを理解する能力が低下します。
- ストレスに対する感度が増大します。

7 判断・予測力

→Part.2-7 判断能力が低下します

判断機能には次のようなものが含まれます。

- 危険を冒したり、他者に対して攻撃的な態度をとることによって、それらの行動が、どのような結果を招くかということを想定する能力
- 起こりうる結果を考慮して行動を適応させる能力
- 経験から学ぶことのできる能力
- 状況に応じた行動を選択する能力

十分に働く判断力をもつには、自分が置かれている状況を的確に理解することが必要です。行動の結果を想定し、適切な行動の選択を行うことができなければなりません。選択した行動が希望した結果をもたらさなかったときには、経験から学ぶことによって同じ過ちを繰り返さないようにします。

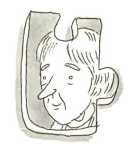

よい判断力を得るには、適切な考えとうまく機能する現実の吟味ができるだけでは不十分です。異なった状況にどのように適応することができるかという知識と、自己のニーズの充足を引き伸ばすことのできる能力も必要なのです。また多様な行動選択に対してオープンであり、柔軟性をもつことも重要です。

【認知症疾患にともなう障害例】
- 判断力が低下します。
- 危険な状況を判断する能力が不十分になります。
- 経験から学ぶことが難しくなります（何度も同じ過ちを繰り返します）。
- 異なった行動がどのような結果を生むかという現実的な判断ができにくくなります。
- さまざまな社会的状況において不適切な行動に出ます。

8　欲動を制御する機能

→Part.2-8 感情のコントロールが十分にできなくなります

　この自我の機能は、私たちの欲求、感情、衝動がどのように表現されるのかということと関係します。バランスがとれた、適切な形で表現されるでしょうか？　コントロールは強いでしょうか、あるいは弱いでしょうか？　自我の機能には、恐怖、不安な感情、葛藤、失望、うつ的な感情に耐える能力も含まれます。攻撃的あるいは衝動的に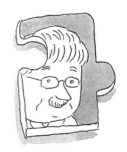
ならずに、期待する欲求の充足を引き延ばすことができる能力も重要です。小さな子どもはこのような能力をもたないため、自分のニーズを直ち

に満たそうとします。おなかが減るとすぐに食べ物を要求し、待つことができません。

　ニーズと感情は時間と関係なく、歳をとることによって影響されるものではありません。人は情緒的・感情的に成熟すると、たとえば悲しみや喪失などの激しい感情を、取り乱す、呆然とする、麻痺状態に陥ることなく受けとめることができます。自分の感情に押し流されず、周りの現実を考慮することができます。欲求原則が現実原則に置き換えられるといえます。人が感情や衝動を制御するために、多様な延期・制御メカニズムをどのように発達させるかということは、人生途上の困難にどのように影響され、困難にどのように対処できるかということに重要な意味をもちます。

【認知症疾患にともなう障害例】
- 不安や失望に耐えにくくなります。
- 待つことが難しくなり、要求がすぐに満たされることを求めます。
- 以前より、イライラや怒りを直接表現するようになります。
- 感情表現が乏しくなります。
- 欲求があるかないかということが支配的になります。
- 感情の制御が効かない、泣き笑いが激しくなります。
- 強迫的な食事の取り方や抑制の効かない性的行動などの衝動的発作が起こりやすくなります。
- 感情の制御が欠落し、それにともなって攻撃的な行動が起こりやすくなります。

9　防衛機制

→Part.2-9 不安は解消されなければなりません

　防衛機制とは、自我が不快あるいは苦痛な感情や感情的な抗争を避け

るために、自ら使用する技術・手法を意味します。防衛の手助けによって、私たちは心の痛み、抗争や不安を少なくとも部分的に、直接認識をせずにすませることができます。防衛は、不安を軽減し、困難な状況に陥ったときに精神的なバランスを保ち、現実から守ってくれる正常で重要な機能です。短所は、自衛を維持するために多くの精神的なエネルギーが要求されることです。

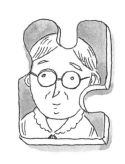

　防衛機制は、初期的・原始的なものと高度に発展させられたものとに普通区別します。初期的・原始的防衛機制は子どもの頃に発達し、周りを「黒」もしくは「白」、人を「悪」もしくは「善」であると理解するように、基礎的な防衛として二分化する多様な度合いの「分裂」を特徴とします。ニュアンスは失われてしまいます。

　高度な防衛機制が働くには、強く、十分に発達した自我を必要とします。この類の基礎的な防衛方法は抑圧です。

　老いることは多様な困難をもたらすために、多くの防衛手法が活発になります。身体的な機能も弱くなり、周りから必要とされなくなったという感情に襲われ、死が迫ってきていることを認識します。すべての人が抱く無力さからくる不安が、多くの場合、活性化されます。この種の不安は幼児にもあるものですが、身体的な病気を患い、自分の面倒をみることができなくなるなどの深刻な依存状態に陥ると、再びよみがえってきます。特に男性は、他者に依存せざるを得ない状態に直面させられると、攻撃的な言動に姿を変えた不安によって反応することがあります。

　認知症の人にとって、これらの危機はさらに深刻になり、防衛ニーズが大きくなります。どのような防衛を認知症疾患の人が使うかは、どのくらい認知症疾患が進んだかということと大きく関係します。認知症疾患が進めば、防衛も初期的・原始的なものになる傾向があります。そうなると、防衛の効果は小さくなり、不安から自分を守ることが難しくなります。極

端な場合は、防衛が完全に失われ、認知症の人は「素裸」の不安、全滅の不安に陥れられることになります。

【認知症疾患にともなう障害例】
- よく使われる初期的な防衛には、**「否認」**（望まない現象を見たり、認めたりすることを拒否する）、**「投影」**（無意識の世界に押し込めた自分の考えや感情を他者のものとしてみる）、**「分裂」**（外界を悪と善に2分割する）、**「取り入れ・摂取」**（本来、他者に属するところの禁じられた感情や衝動を自分自身のものとしてみなす）などがあります。
- 傷つきやすさが増大する、「守りきれない」という感情が生じます。
- 防衛力が衰えると、不安やパニック的反応が普通になります。
- 前面に押し出される不安によって、他の自我機能が影響を受けます。
- 「壊れてしまうとか、消滅する」という恐怖が生じます。

10 自律的自我機能

→Part.2-10 自立心が弱まります

自律的自我機能とは、他者に依存することなく自立して機能する能力です。自我心理学者は、自律的機能を生まれつきのものと、後で身につけたものとに区別します。生まれつきの自律的機能は、思考、言語、記憶、知覚などを意味します。人生の途上で、他の自律的機能、たとえば日常生活において使用する多様な知識や技術が発達させられます。私たちが紹介した自我機能は、先天的なものと後天的なものの両方の自律的機能です。これらの機能に変化が生じると、自律的機能が無

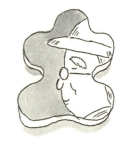

条件に悪化します。

【認知症疾患にともなう障害例】
- たとえば、物事を決定したり、生活を計画したりする自立・自律的機能が損なわれます。
- たとえば、調理をし、身辺の清潔を保ち、洋服の着替えをするなど日常生活を営む能力が低下します。
- 以前は当然のこととして、自動的にできた知識や技術の駆使が難しくなります。
- 何かをする動機や着手する意欲が妨げられます。
- ずっと維持してきた従来の習慣や決まった手続きが変化します。
- 仕事の決まった手順をこなすことが難しくなります。
- 以前の余暇活動への関心が減る、あるいはほぼ失われてしまいます。

11 適応的な退行

→Part.2-11 空想・想像力が萎縮します

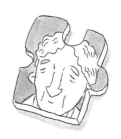

自我のための退行が、独自の自我機能としてとらえられることはほとんどありませんが、アメリカの心理学者で精神分析家のレオナルド・ベラック（Leonard Bellak）は、退行は私たちの日常生活への適応のために重要な役割を果たすと考えるため、独立した自我機能としてとらえます。ここでいう退行は、防衛を目的として使用される退行とは異なり、「良い」退行です。この「良い」退行は、インスピレーションや問題解決能力を与えてくれます。

自我のための退行は、成人がもつ厳しい自我から一時的に、短い期間

離れて、子どものもつ空想や遊戯性を自由に使いこなす能力を反映します。つまり、子どもに帰ることを許す能力です。機知やユーモアへの理解が高まり、生産的な空想が可能となり、恋を情熱的に感じ、芸術的な創造性を開花させます。また、要求や問題に対して、とまどうことなく新しい解決法で立ち向かえる能力が高まります。

一時的な退行が終わると、人は再び問題なく厳しい成人の世界に戻ることができます。

認知症になると、この「良い」退行を使用する能力が著しく低下します。

【認知症疾患にともなう障害例】
- ユーモアと「遊戯性」が減少します。
- 創造性が衰えます。
- 他者からみると、認知症の人の人格は弾力性がなく、無味乾燥的なものに感じられます。
- 思考がステレオタイプ的（集団とその成員に対する過度に一般化された否定的あるいは肯定的な認知、十把一絡げ的認知）になります。
- 儀式的、強迫的行為が生じます。

12 統合機能

→Part.2-12 全体性と関連性が失われます

一部の自我心理学者は、この機能は他のすべての自我機能をつかさどる機能だととらえます。この機能が果たす役割は、私たちのなかにある矛盾した態度や衝動を仲介し、融合・統合することです。

この機能は、物事を相互に関連づけ、統合力と

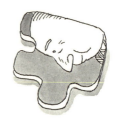

総合性を発達させます。したがって、この機能によって、私たちは総合的で、統合された人間であることを感じることができ、人生において一定の様式を見つけることができます。私たちが激しい感情の波に破壊されずにすむのもそのためです。私たちの考え、感情、行動はひとつのユニットをつくり上げ、人生のさまざまな分野から得た経験を融・統合することができます。

【認知症疾患にともなう障害例】

●人生に対するひとつにまとまった全体的な見方が失われます。

●思考、感情、行動の折り合い・調和が欠けてきます。

●目的を見落としてしまうなど、計画する能力が低下します。

●日常における曖昧な部分を受け入れることが難しくなります。

●人生に新しい経験を取り入れる能力が低下します。

●変化を許容する能力が低下します。

●物事を仕上げることなく残す、複数のことを同時に進めるのは難しく、一つのことしか手をつけられない、活動を始めることはできるが完遂できないなど、物事を組織化することが難しい諸行動が生じます。

---

3 自我を支える対応法

　自我を支える対応法という用語は、少し複雑に聞こえるかもしれません。しかし、家族あるいは介護職員であるあなたが認知症の人と接するときに、多くの場合、直観的に使っている対応法なのです。

　自我心理学者は、人間すなわち人間の「自我」を、いくつかの能力からとらえます。パーソナリティ（人となり、人柄、個人性）は、自我の多

Part.3 さらに深めたい人のために　137

様な機能が集約されたものだということができます。認知症疾患を患うと生じることは、病気の異なる段階においてこれらの能力が悪化することです。

自我を支える対応法は、機能能力の低下や悪化を補い、同時に残存している能力を支援することを意味します。そうすることによって、その人の弱くなった「自我」機能を支えることが可能となります。

自我を支える対応法は、認知症の人の安寧を高揚するために、あなたが使用できる教育学的な方法です。認知症の人は、自分の能力を最大限に使うために援助を受けることによって、自尊感情を高めることができます。認知症疾患を患うことが、どのようなものであるかということに対するあなたの理解が深まることによって、あなたは自分が使用する自我を支える対応法を認知症の人が必要とするニーズに沿って、さらに改善し、適応させることができます。

損なわれた能力をどのように支援するか、その方法によって、ケアの質が大きく左右されます。認知症の人は、認知障害をもつにもかかわらず、十分通用する人間だと思えるでしょうか？　認知症の人は自分が尊敬され、価値ある存在だと感じられるでしょうか？　あなたの対応法は、認知症の人の自尊感情にどのような影響を与えるでしょうか？

このような問いを振り返ってみることは、あなたの共感性や認識能力を向上させます。介護職員であるあなたのためには、自我を支える対応法は、あなたの対応の質を保証する一つの方法だといえます。

認知症の人が、それなりの自尊感情を維持しながら日常生活を営むには、病気の進行に応じて自我を支える対応法も適応させなければなりません。病気の初期の適切な対応法は、自助に対する援助を提供することです。さらに病気が進んだ段階になれば、援助がさらに必要となり、具体的になります。周囲は、認知症の人に対する「補助自我」になります。

❖ 自助に対する援助

自助に対して援助を提供することは、「最低限度の効果的なケアレベル」原則に沿って行動することです。このことを他の方法で表現すると、「背中に手を置いて仕事をする」（援助は最低限度にして、すべてに手を出さない）ということです。留意すべきことは次のようなことです。

❖ 多くもなく、少なくもなく、ちょうどよい支援

認知症の人が能力を最大限に、可能なかぎり活用できるように、必要な支援を提供してください。多すぎる支援はしないでください、かといって少なすぎる支援もよくありません。

多くの人にとって、自立し、自分のことを自分ですることは私たちの文化で当然のことであり、重要な意味をもちます。認知症の多くの人にとっても同じことがいえます。したがって、ときには周りからの援助を受けることが難しく思われます。援助をする側には、バランスのとれたちょうどよい援助や支援をすることが求められます。認知症の人の能力は病気によって多様な影響を受けるために、その人がどのように機能するかという正確な認定をすることが重要です。支援を多くしすぎると、認知症の人が自分の能力を使うことを妨げ、自分は無力なのだということを教え込むことになってしまいます。そうなると、認知症の人はあまりにも早い段階で、他者に依存する存在になってしまいます。依存は、私たちすべての人が内にもっている無力感に対する不安を掻き立てます。反対に、少なすぎる援助も失敗につながり、その結果、欲求不満と怒りを生み出します。

❖ 時間を十分提供してください

ストレスや時間の欠如は、私たちの能力にきわめて大きな影響を与えま

Part.3 さらに深めたい人のために　139

す。認知症の人は日常生活をこなすために、以前よりも多くの時間を必要
とします。

❖ 動機づけをし、思い出させ、導いてください

主導能力は、認知症の早期の段階で影響を受けます。無関心さや主導
力の欠如は、能力が損なわれたことに対する適応としてとらえることがで
きるかもしれません。認知症の人は、多様な活動を開始することが困難で
す。導入的な支援として必要なのは、思い起こさせる、励ますなどの声を
かける援助です。介護職員は、このような援助を普通「背中を押す」（プッ
シュする）と言います。

家族は、「シャワーをする時間ではないかしら？」とか、「芝生が伸びす
ぎたみたいだけど、刈る必要があるかしら？」というような問いかけによっ
て、認知症の人の背中をうまく押すことができます。

❖ 励ましてください

すべての人が、行ったことを認めてもらい、励ましてもらうことを必要
とします。しかし、アタマをなでてもらうような感じをもたせないように
奨励することは、神技に近い知恵と技を要することです。

❖ わかりやすい教育学的な説明をしてください

認知症の人が理解しがたいことを理解できるように援助しますが、そ
れは挑発的であり、ひょっとしたら恐怖感を与えるかもしれません。特定
の実感・体感や困難は認知症の人にとっては普通よくあることであり、そ
れは病気によるものであることを説明することが重要です。認知症の人に
とっては、自分の抱える困難が自分だけではなく、他の人にもあることを

聞くことは、多くの場合救いになります。

❖ 資源（能力）があることを見きわめ、
   限界を容認できるように援助してください

　認知症の人が、自己資源があることを見きわめ、限界を容認できるように援助してください。多くの場合、認知症の人は自分の困難を知っているために、自分が不十分であり、劣る存在であると感じています。

　認知症の人に対して、自分自身の理解にかかわらず、実際、一定のことはできるのであり、それ以外のことに対しては援助が必要であることを指摘することが重要です。認知症の人が無理なく自分でできることと、そうでないことを理解するための支援が必要です。

❖ 無理のない妥当な決定が
   できるように支援してください

　認知症の人が無理のない妥当な決定ができるように支援してください。無理のない妥当な決定とは、その人の関心と価値観に沿った決定です。支援するためには、認知症の人の決定能力がどのくらいあるかを、見きわめなければなりません。

❖ 感情に言葉を与える（表現する）援助をしてください

　認知症の人が自分の感情に言葉をみつけることができるように援助してください。認知症疾患と診断されることは、多くの人にとって危機的な体験を意味します。言葉をみつけることが難しい、ものを忘れる、車の運転を許されないことを認めざるをえないことは、悲しみをもたらし、将来への不安を掻き立てます。自分に何が起こりつつあるのかを理解できないこ

とは怖く不安な思いをするものです。

話すときに、認知症の人が抱く恐怖感や、ときには混沌とした感情に言葉を与える（表現する）ことによって、認知症の人はそれらの感情に向かい合い、対処することができます。高齢になると、多くの人が自分の人生を振り返り、集約する必要性を感じます。残念ながら、認知症の人は人生の集約をする作業が難しくなります。

❖ 認知症の人の感情を包み込む容器に　　なってあげてください

認知症の人の感情を真摯に受けとめ、包み込む容器になってあげてください。英語ではこのことを「包み込む機能」（containing function）と呼びます。すなわち、ケアをする人が認知症の人の感情を包み込むことができる容器になってあげることを意味します。

家族や介護職員は、日常、出会う恐怖や怒りを自ら恐れることなく、怒り、不安、悲しさなどに耐え、それらを受けとめられることを認知症の人に示してください。そのことによって、認知症の人が感情に向かい合うことを援助できます。認知症の人は、時々自分の中に湧き上がる困難な感情を内にとどめておくことが難しく、周りの身近な人たちにそれらをぶつけてくることを理解する必要があります。周りの人たちが難しい感情を包み込むことができるなら、感情の勢い・強さは緩和されます。

❖ 補助自我

認知症の人の機能能力に深刻な欠陥が生じる場合には、家族とか介護職員である周りの人たちはその人の自我を補助する「補助自我」として機能します。状況によっては、認知症の人を具体的に援助することになります。私たちの能力、たとえば記憶、見当識、判断などの自我機能を認知

症の人に貸し出しましょう。そうすることによって、認知症の人は残ったエネルギーを楽しいことや喜びを感じることに使うことができます。

　認知症の人がすべきことを肩代わりし、積極的な援助を提供することは、援助者に倫理的な責任が問われます。認知症の人の人生史や生活歴、生活習慣、価値観、パーソナリティ（人となり、人柄、個人性）を知り、それらを尊重することが重要です。家族であるあなたには、認知症の人に関する貴重な知識があるはずですから、それを介護職員にきちんと伝えてください。考慮しなければならないことを次に書きます。

❖ 身体的援助を提供してください

　病気が進行すると、認知症の人は日常生活をこなし、自分のニーズを満たすためにいっそう周囲に依存します。援助は徐々に増やされなければなりません。認知症の人が活動をする（行為や行動を始める）にあたって、言語による導きが十分でなくなったら、積極的な援助をする必要があります。援助者は自分の体を使って認知症の人がやるべきことを示してください、そうすることで、認知症の人が行動を開始することができます。その後で、身体的な援助をしてください。活動のすべてをあまりにも早く肩代わりしないことが重要です。

❖ 現実の導きは慎重にしてください

　認知症の人が混乱し、不安なときには、説明することが役立ちます。しかし、説明しても効果がないことに気づいたら、認知症の人にとって現実である世界で、その人を受けとめる努力をしてください。

Part.3 さらに深めたい人のために　143

❖ 表現される感情を受けとめてあげてください

　認知症の人は、現在と過去を、また現実と現実でないことを自分の考えの中で区別することが難しいかもしれません。そういうときには、一時的に認知症の人がいる世界（時間や場所）で出会うことを心がけてください。
　認知症の人に説明する代わりに、その人が表現したいことを理解していることを示してください。理屈の次元ではなく、感情の次元で答えてあげてください。感情を受けとめられないと、多くの場合認知症の人は理解されていないという感情を抱きます。その結果、不安や怒りが生じます。

❖ 認知症の人が同一視できる手本になってください

　認知症の人のモデルや手本になることは、「良い親」の役割を果たすことに近いと言えます。
　認知症の人には、自分を具体的に同一視・確認できる人間が必要です。援助者は、認知症の人が傷つけられないように（危害を受けないように）、決定の代行者になることを意味するといえます。
　しかし大事なことは、できるかぎりごく限られた範囲で、しかも絶対的に必要なときにのみ代行者になることです。

❖ 認知症の人のニーズを敏感に受けとめ、　　倫理的な責任をもって対応してください

　認知症疾患が進行すると、認知症の人は安心感と安全を求めるために、いっそう他者や他者の好意に依存します。認知症の人は、ニーズを満た

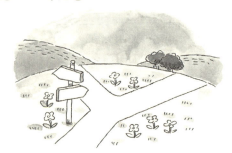

すためにケアをする私たちに完全に依存します。そのことによって、認知症の人は多様なことに関する自己決定を制限されるために、人格の高潔さは著しく傷つきやすくなります。私たちが補助自我として機能するとき、いつもこのことを思い起こす必要があります。

　私たちが提供する援助は、ときには認知症の人にとっては、自分の自律性や人格・人権に対する侵害であるように感じられます。家族や介護職員であるあなたにとって、認知症の人をこのような侵害にさらしていると感じることはつらいことです。しかし、放置しておくことが倫理的に許されないような状況においては、介入しなければなりません。たとえば、認知症の人が危害を受ける、あるいは屈辱を受けることから守るためには、あなたが決定権を肩代わりする必要があります。

❖ 認知症になったときに自我を維持すること

　すでに説明したパーソナリティの基盤をなす自我の機能は、相互に関連しており、一緒になって自我を形成しています。認知症によって著しく影響を受ける能力です。多様な機能能力とパーソナリティを形成するそれぞれのパズルの断片をひとつの総体に統合できることが、人として機能するにあたって決定的です。私たちの安寧にとって、人生において総合性・

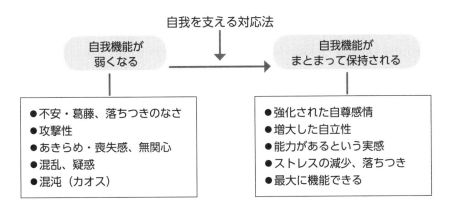

統合性、関連と意味をつくることが重要です。このことは、認知症になった人にとっても同じようにいえることです。認知症の人が人として、ひとつの総合性・統合性を保つ能力は、周りからの自我を支える対応法によって強化されます。支援は、認知症の人が生きている分裂した世界に総合性・統合性と意味を与えることができます。

4 すべてのもの忘れが 認知症疾患のせいではありません

　読者であるあなたは、自分も忘れることが多くなったと思っているかもしれません。ときには、自分も認知症疾患を患い始めているのではないかと疑いをもつことがあるかもしれません。人が忘れるということには実に多くの理由があることを思い出してください。理由のいくつかを紹介します。

❖ 疲労

　あなたは家族として認知症の人の面倒を見ることに毎日追われ、悲しみと疲れの両方を感じることがたびたびだと思います。

　あなたがものを忘れる原因は、おそらく疲れているからで、ひょっとしたら燃え尽きているからかもしれません。あなたは集中することが難しく、名前や歯医者の予約時間を忘れ、物を置いた場所を忘れてしまいます。以前は考えることなくできたことが、今はやりこなすためにかなりの努力が必要です。疲れやすくなり、落ち込み、機嫌が悪くなります。睡眠をとることが難しく、体の節々が痛みます。

　これらのことに心当たりがあるでしょうか？　このような状況において、普段よりも忘れやすいことは不思議なことではありません。あなたは心身

の疲労にさらされているために、忘れるのです。あなたのもの忘れには、当然の理由があるのです。

　もし、あなたのもの忘れがしょっちゅうであり、日常生活に著しく影響を及ぼすのであれば、主治医に診てもらう必要があります。

❖ うつ病

　高齢であり、うつ病があれば、ウツ的に感じるだけではありません。うつ病はイニシアチブをとる気になれない、集中が難しい、思い出すことが難しい、イライラする、不安を感じる、考える、決定することが難しいなどの形でも現れます。あなたの記憶力が悪化したことは、うつ病が原因である場合があり、認知症疾患を発症したわけではありません。

❖ 軽い認知障害

　記憶障害は、軽い認知障害、英語でいえば「認知機能障害」（Mild Cognitive Impairment, MCI）があるときにも生じます。軽いもの忘れ、加齢にともなうもの忘れ、あるいは良性の老人性もの忘れとも言います。

　軽いもの忘れは、高齢者によく見られる症状です。多くの場合、症状が通常の加齢によるものか、あるいは認知症疾患への第一段階なのかを見きわめることは難しいことです。しかし、軽い認知障害のある人は認知症疾患を発症する危険性が高いといえます。

❖ 混乱状態（混乱）

　混乱は「急性の脳の病気」だと言い換えることができます。脳の正常な機能が損なわれます。急性の混乱状態は、認知症疾患と誤解されることがしばしばです。症状は短い間（数時間、数日）に変化し、一日の間に

Part.3 さらに深めたい人のために　147

多様に異なります。

　混乱状態を引き起こす理由は、身体的、精神的負担です。混乱状態になると周りに見覚えがなくなり、多くの場合、出来事や人を取り違え、集中が難しくなり、時間の概念を失ってしまいます。夜と昼が逆転し、1日のリズムが崩れます。混乱状態に陥ると、しばしば不安になり、幻覚が生じ、現実との接触を失ってしまいます。落ち着きがなくなる、あるいは消極的になるのが通常です。混乱症状に陥った多くの人が、歩き回り、自分の持ち物を散らかしたり、まとまりのないことを話します。

　混乱状態に典型的なのは、症状が一時的なことです。ほとんどの場合、脳に恒久的な変化は起こりません。

　混乱状態に陥る危険性は、年齢とともに高くなります。年老いた脳は、多様な緊張に過敏になります。このような状態に陥る理由には、感染（尿道炎、肺炎）、その他の身体的疾患（脳卒中、急性心筋梗塞、管理が不十分な糖尿病、脱水）、薬剤の副作用、睡眠不足、環境の変化などがあります。

　混乱状態は、認知症の人にもよく起こることです。知的な能力が著しく悪化すると、混乱状態が生じます。

❖ 認知症疾患にかからないために、
　できることはあるでしょうか？

　多くの調査が、認知症疾患にかからないように自らの抵抗力に影響を与えることができると指摘しています。友人たちとの積極的で楽しい生活、余暇活動、「頭の体操」（クロスワード、数字パズル、読書）や運動は、認知症疾患になるリスクを少なくするといわれています。

　よく知られた循環器系疾患のリスク要因、たとえば高血圧、運動不足、肥満、糖尿病、喫煙、老人性脳梗塞も、認知障害や認知症疾患の発症や進行に影響を与えることがあります。研究成果が示すのは、「心臓に良い

ことは脳にも良い」ということです。

5 認知症疾患の種類と主な症状

❖ 認知症疾患とは何でしょうか？

　認知症とは、脳の機能に生じる一連の特定の症状の集合的名称です。脳の損傷は、精神的な機能（記憶・記銘力、注意力、集中力、言語、思考など）に影響を与え、それによって私たちの行動にも影響が及びます。認知症疾患を発症する割合は、65歳で約1％、90歳になると50％を超えます。

　同じような症状を示す多様な認知症疾患が多くあります。ここでは、よくあるいくつかの疾患について要約して説明します。さらに知りたい人は、コンピュータを利用することができれば、www.sjukvardsradgivningen.se*を開いて読んでください。また、詳細な情報を提供してくれる本もたくさんあります。

　今日、認知症疾患を完全に治すことができなくても、日常生活を容易にする方法はたくさんあります。すべてが、夜の闇ではありません。認知症疾患によって、すべての能力、経験、知識が失われるわけではありません。この本で紹介する自我を支える対応法が目的とするのは、認知症の人が自分の機能・能力を使うことができるように援助し、病気があっても長い期間、良い人生を生きることを可能にすることにあります。

　＊認知症の最適な日本のサイト
　認知症の人と家族の会「認知症を知る」ページ：http://www.alzheimer.or.jp/?page_id=77
　認知症介護情報ネットワーク：http://www.dcnet.gr.jp/about/
　認知症ネット：https://info.ninchisho.net/mci

●アルツハイマー病（アルツハイマー型認知症）

スウェーデン人の約14万人が何らかの認知症疾患をもっていますが、その内の3分の2がアルツハイマー病です（Statens beredening för medicinsk utvärdering, SBU, 2006）。誰でも発症する可能性はもっていますが、リスクは年齢とともに高くなります。発症するのは主に65歳以上の人ですが、すでに40歳代で発症する早期の形態もあります。

アルツハイマー病にかかると、脳のいくつかの領域の脳細胞が異常に早く萎縮あるいは死滅します。侵される領域は、「脳の記憶の中心器官（海馬）」の側頭葉と頭頂葉です。これらの領域の損傷は、記憶、感覚印象の解釈、判断、洞察と言語の機能に影響を与えます。

今日進められている膨大な研究は、脳細胞が萎縮・死滅する理由について多くの説明を提供してくれますが、何によって病気の過程が始まる（発症する）のかということに関してはいまだに明確にされていません。

❖ 病気はどのような症状を特徴とするでしょうか？

アルツハイマー病の症状は、初期には多くの場合、曖昧で固定していません。いつ病気が始まったかということを、家族が正確に判断することは難しいのが普通です。認知症の人が問題症状を示し始めるのは、診断が下された3〜5年前であることがしばしばです。

何歳で発症したかによって、また人によって症状は大きく異なります。記憶障害や時間の見当識障害は早期に生じる典型的な症状です。言葉をみつけることが難しく、不安を感じ、ウツ的になり、無関心になります。切迫した状況では、ことをうまく運べません。会話や討論についていくことや、全体の把握、速やかに論理的に考えることが難しくなります。多くの場合、認知症の人は自分の困難を認識しており、ゆえに他者との接触を避けます。

アルツハイマー病の進行は一般的に緩やかですが、進行が進めば進む

ほど、意思疎通や、慣れた環境での見当識や、日常生活をこなすことの困難さも増大します。認知症の人は、支払いをし、電話をかけ、新聞を読み、テレビ番組を理解することが難しくなります。たとえば、掃除、洗濯、買い物、調理などの家事能力が次第に低下します。

　判断力も影響を受け、一部の人は五感によって得る印象の解釈や、人や物を判断することに問題が生じます。家族の人たちを間違える、あるいは孫の名前を忘れたりすることも起こります。短い時間でも一人でいることが難しく、他者への依存度が増大します。これらの困難にもかかわらず、パーソナリティや社会的能力は比較的残るものです。

　自分の面倒をみることにも徐々に影響が現れます。認知症の人は、身の回りの衛生を保つことがおろそかになることから始まり、その後、洋服の脱ぎ着や手洗いに行く能力がさらに低下していきます。

　一般的にすべての症状がゆっくりと悪化します。理解し、話す能力が低下します。動きの正確さや整合性が減少します。認知症の人は、自分で歩き、食べ、飲むことが難しくなり、これらのほとんどの実際的状況において援助が必要となります。失禁が生じ、排尿、さらにしばらくすると排便をコントロールすることができなくなります。最終的に、たとえ食事の介助がされても、食べ物を口に入れることが難しくなります。体力が落ち、たとえば肺炎になるリスクが増大します。

　病気の進行の速度は、人によって異なります。記憶が悪化し始めてから、自立して生きる力が失われるまで、数年かかることがあります。

❖ 病気の症状を軽くすることはできるでしょうか？

　アルツハイマー病を完治させることはできませんが、病気の症状を部分的に軽減する薬剤はあります。症状の進展が薬物療法によって食い止められることは、多くの研究によって明らかにされています。さらに、認知症の人の状況を改善する前提は、認知症疾患に関する知識の向上と倫理

にかなった良い対応法であることが指摘されています。

今日、情緒的な刺激を与え、弱まった能力を補完する良いケアによって、認知症疾患の困難な症状が軽減され、病気がかなり進行してもよりよい人生・生活の質を提供できることを私たちは知っています。

認知症疾患によって生じる、たとえばウツ、不安、葛藤などの精神的な症状は、薬物療法によって十分治療することができます。

●脳血管障害後遺症（脳血管性認知症）

脳血管障害後遺症（Vascular Dementia）は、欧米諸国ではアルツハイマー病に次いで多い認知症疾患です。脳血管障害後遺症の発症は、血管の損傷によって脳への血液循環が悪くなることが原因です。その結果、酸素と栄養の欠乏を招き、脳細胞が死滅します。血管が損傷する主な原因は、老人性脳梗塞や脳血管に起こる小さな出血（梗塞）です。

症状は、多くの場合アルツハイマー病と似ています。突然発症することがありますが、徐々に症状が進行する場合もあります。脳卒中（ストローク）の形態で損傷が起こると、発症が早くなります。腕や足の力が弱くなり、不明瞭な発語や、混乱症状が見られます。

脳のどの部分が損傷を受けたかによって、症状はアルツハイマー病よりも多様になります。多くの機能が相対的に保持されますが、その他の機能は著しく低下します。損傷が前頭葉に生じると、パーソナリティに著しい変化をもたらします。多くの場合、損傷が脳の奥深くに生じ、それによってパーソナリティ全体が緩慢なものになります。

脳血管障害後遺症の症状は多くの場合、段階的に現れ、ある日はうまく機能しますが、他の日はほとんど機能しないというように大きく変化します。脳血管障害後遺症を患うと、思考や動きが緩慢になり、話し方は不明瞭になります。ユーモアも影響され、急激に変化します。ウツ的になり、苛立ち、涙もろくなるなどが一般的です。記憶が悪化し、主導力や動機づけが低下します。血管性認知症の人は、アルツハイマー病の人よりも

病気を患っていることに関する認識（病識）があるのが一般的です。

❖ その他の認知症疾患

●混合型変性症（混合型認知症）

　混合型変性症という呼び方は、脳におけるアルツハイマー病の変化と血管における変化の両方がみられるときに使用されます。血管に生じる損傷は、アルツハイマー病の人の認知障害をさらに困難なものにします。多くの高齢者が、この形態の認知疾患にかかります。

●前頭側頭葉変性症（前頭側頭型認知症・ピック病）

　前頭側頭型認知症は、その名前が示すように、脳の前頭部が萎縮します。この型の認知症は、認知症全体の約5％を占めます。前頭側頭葉変性症の発症原因はわかりませんが、多くの場合65歳以前の人が発症するのが普通です。

　前頭側頭葉変性症の場合、パーソナリティはアルツハイマー病の場合よりも著しく早く変化します。判断力の欠落や病識の欠如も早期に現れます。衝動のコントロールも低下し、気分も無関心、ウツ、苛立ち、攻撃性の間で移り変わります。言葉も乏しくなり、認知症の人は次第に沈黙しがちになります。

　その他の典型的な症状は、主導力の欠如、無関心、共感性の欠落です。行動は、たとえば同じ動作の繰り返し、言葉や文句の絶え間ない反復など、ステレオタイプ的になります。

●レビー小体病（レビー小体型認知症）、パーキンソン病

　レビー小体病は、パーキンソン病とアルツハイマー病の両方に似ています。この認知症疾患は密かに始まりますが、比較的早く進行します。発症の初期段階で必ずしも著しい記憶困難が生じるわけではありませんが、

Part.3 さらに深めたい人のために　153

病気が早く進行するために悪化します。この病気の様相は、歩行障害、緩慢な動作、顔の表情の硬直、ときには手足の震えなどのパーキンソン病の症状を特徴とします。動作の症状は、認知障害の症状が出現する以前の長い期間にわたっては見られません。

認知症の人は、往々にして混乱し、機能能力は良かったり、悪かったり激しく変化します。知的な能力や注意力は、日中、ときには今の瞬間から次の瞬間へと急激に変化します。

詳細で、明確な内容をもった幻覚が生じます。多くの場合、登場するのは動物や人間です。時々、順序立てられた妄想と同様に幻聴も生じます。失神や転倒することも相対的に多いです。睡眠が不安定になり、往々にして悪夢によって妨げられます。典型的なのが、薬剤に対する過敏性で、特に神経弛緩薬に対してきわめて過敏です。たとえ、少量の投薬でも著しい副作用をもたらします。

パーキンソン病になっても認知障害が起こります。パーキンソン病を数年患ってから、後に記憶障害や他の認知障害の症状が現れます。認知障害症状が出る前に、少なくとも最低1年のパーキンソン病の症状を体験します。認知障害症状の様相はレビー小体病の認知障害症状と大方似ています。

❖ 認知症疾患の行動・心理症状（BPSD）

病気の異なる進行段階で、疑惑、攻撃性、ウツ、心配や不安の増大が生じます。ときには、現実には存在しないものが見えたり、聞こえたりする妄想・幻想が現れます。これらの症状は、しばしば認知症疾患の行動・心理症状（BPSD）と呼ばれます。

BPSDは、国際的に使用される概念です。「認知症の人にしばしば現れる認知障害、乱れた思考内容、気分、行動障害の兆しや症状」と定義されます。症状や行動変化は通常すべての認知症疾患に出現します。

認知症の人に正しく対応するために、症状や変化した行動の背後に何があるかを理解する努力が重要です。有意義な接近の仕方は、症状を周りとのコミュニケーションの試みとしてとらえることです。認知症の人が怒りを込めて反応するときに、いったい何を表現したいのでしょうか？認知症の人は、なぜ家族の後をまるで影武者のようにつきまとうのでしょうか？　盗まれたという思いをする背景には、いったい何が隠されているのでしょうか？　このような質問をしてみることは、介護者であるあなたが適切な対応をし、あなたと認知症の人の両方の状況を容易にすることの手助けになるはずです。

　何が症状や変化した行動の出現の引き金になるのか理解しようとする努力をしても、時々失敗するものです。すでに説明したように、脳に損傷をもたらした領域が症状の様相に影響を与えるのです。私たちの接し方、環境的な要因や認知症の人のパーソナリティにも影響を与えます。

❖ 認知症疾患の診断はどのように行われるのでしょうか？

　あなた自身や家族の記憶に何か正常でない変化があったならば、あなたのかかりつけの地域保健医療センター（日本では、認知症疾患医療センター、かかりつけ医、もよりの地域包括支援センター）に連絡をする必要があります。センターの役割は、最初の認定をし、認知症疾患の診断のための検査を始める必要があるかどうかを判断することです。専門的な検査を必要とする場合には、老年医学科や精神科の専門家に紹介状が送られます。検査がどのように進められるかは、地域や手続きの仕方によって少し異なってきます。

　記憶問題が心配であるのであれば、「認知症の会」が指摘するように、認知症疾患の診断をしてもらうことはすべての人の権利です。早い時期に診断を受けることは、認知症疾患を発症したあなたの家族の行動変化の原因の説明が得られるために、行動変化に対するあなたの理解が深ま

ります。

　ほとんどの人が診断名を下され、どうすればよいのかを知ることによって安堵します。現在の時点では認知症疾患を完全に治すことはできなくても、あなたと病気を患うあなたの家族の状況を改善する薬剤や多様な支援が得られます。記憶問題の背景には治療の可能な症状もあり、したがって当然、それらが何であるのかを確認することが重要です。

　認知症疾患診断のための検査はいくぶん異なる場合があります。検査は一般的に外来患者として受け、病院に入院する必要はありません。検査において重要なのは、あなたと認知症疾患の疑いのあるあなたの家族が、どのくらいの期間、問題症状があったのか、それらが日常生活にどのような影響を与えたのかを詳細に話せることです。

　記憶障害を生じさせる身体的疾患ではないことを明らかにするために、血液検査が行われます。多くの場合、脳のコンピュータ断層撮影(CT検査)や脳波検査(EEG検査)をするために紹介状が送られます。脳波検査では、認知症疾患にかかると緩慢になる脳の電気活動を測定します。

　その他の脳検査として、磁気共鳴断層撮影（MRT検査、日本ではMRI検査）が行われる場合もあります。ときには、脳脊髄検査が必要になります。脳脊髄液は脳を被い、保護する液で脊髄の脊柱管にあります。

　記憶や他の認知（知的な）機能のテストが行われます。検査がどのような規模と内容で行われるのかは、検査ニーズと検査がどのような機関で実施されるかによります。専門クリニックでは臨床心理士が知的な能力の詳しい認定を行います。必要であれば、作業療法士による機能能力の認定も行われます。

　認知症疾患であるかどうかに関する決定が可能な、一つだけの簡単なテストはありません。診断名を決定するためには、検査の多様な結果を照らし合わせ、評価する必要があります。

家族と介護職員の ための学習計画

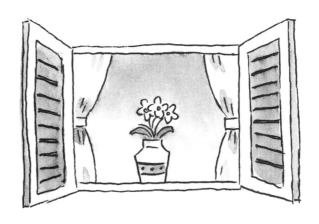

1 | 家族のための学習計画

　家族あるいは近親者として、あなたがもっている知識をさらに深めたいと思うのであれば、学習会に参加することが一つの方法です。ここで紹介する学習計画は、この本をテキストにして学習会を始めようと考える人たちのための手助けとして作成したものです。学習会は同じような状況におかれている人たちに出会い、お互いの経験を交換し、日々の生活に関する問題を話し合うことを可能にしてくれます。あなたが苦労している問題を、他の人がどのように解決したのかヒントや助言を得ることができます。同じような状況にいる他の人たちと喜びや悲しみを分かち合えることは、悩んでいるのは自分一人ではないことを知ると同時に、気持ちを軽くしてくれます。

■ 学習会を始めるにあたって

　最初にすることは、他の認知症の人の家族と連絡をとることです。あなたが住んでいるところに、認知症の人と家族の会あるいはアルツハイマー病の会があれば連絡してみてください。ひょっとしたら、あなたが参加できる学習会がすでにあるかもしれません。なければ、これらの会を通じて他の認知症の人の家族と連絡をとり、一緒に学習会を始めることができます。グループが定期的に集まることを勧めます。

　適切な参加者数は5〜8名です。この大きさのグループであると、話し合いやすく、考えを交換しやすくなります。人数がこれより少なくてもうまく機能しますが、グループが大きくなりすぎると難しくなります。学習会を始めるための支援が必要であれば、学習協会（注：スウェーデンの成人学習協会）とも連絡をとることができます。

■ 学習会の指導者の役割

　学習会で誰か指導者になってくれる人がいると、運営がしやすくなります。グループの中の一人、あるいは外部の人になってもらうことができます。学習会の指導者だからといって、グループの他の会員より多くの知識をもつ必要はありま

せん。学習会には、教師と生徒の関係は必要ではありません。目的は、学習会のすべての参加者が共同責任をもち、経験を交換することにあります。認知症疾患という病気が、認知症の人である家族の行動に与える影響について理解を深め、適切な対応方法を話し合うことが共通の関心であり目的です。

学習会の指導者の役割は、グループをまとめ、運営に必要な実務をこなすことです。学習協会が関わるのであれば、学習会の指導者は協会と連絡を取り、出席名簿の管理をする必要があります。指導者には、時間の枠を守り、グループの討議を導き、話し合いがテーマから脱線すればもとに戻す役割が要求されます。グループの全員が話せるように、また全員が積極的に参加していると感じられるように心配りをすることも指導者の役目です。

■ 学習会を始める前に

学習会を始める前に、学習会を呼びかけた人は、これからの学習会の集まりに適切で静かな会場を予約し、学習会の実施内容の提案をしておく必要があります。すなわち、集まりの回数、会の開催時間、学習会開催日などです。学習会の指導者は、すべての参加者が使用する学習会のテキスト『認知症ケアの自我心理学入門』（本書）を事前に用意することも必要です。

■ 学習会の実施内容の提案

私たちが計画する学習会は７回の開催を基本としますが、回数を6〜10回に変更しても構いません。毎回の学習会の開催時間として１時間半、おおよそ隔週の開催が適切だと考えます。

学 習 会 １：学習会の計画。自己紹介と学習会に対する各自の期待。

学 習 会 ２：思考能力が衰えます。

学 習 会 ３：自分と外界に対する認識が変化します。人間関係が影響を受けます。

学 習 会 ４：感覚の印象の処理が悪化します。判断力が衰えます。

学 習 会 ５：感情のコントロールが乏しくなります。不安は解消されなければなりません。

Part.4 家族と介護職員のための学習計画

学 習 会 6：自立・自律性が減少します。自尊感情がおびやかされます。
学 習 会 7：自分の面倒をみる（自分をケアする）こと。

学習会1：学習会の開始

　見知らない人たちが初めて集まることは、不慣れな感じがするかもしれません。ひょっとしたら、あなたは学習会に参加したことがないかもしれませんし、自分の何を必要とされるのか不安に思うかもしれません。お互いを知り合う良い方法の一つは、参加者全員が短い自己紹介をすることです。

　開放的で信頼感のある雰囲気をつくるために、グループの中で話されることは外部に漏らさないように、全員の合意を図る必要があります。

　最初の集まりでは、学習会に対する期待や、何を学習会から得たいのかを、お互いに話し合うことが重要です。学習会の指導者がまだ決まっていなければ、グループの中から選びます。指導者になりたい人が誰もいなければ、指導者の役割を交替して務めることも可能です。

　その後、みんなで実施内容の提案と実際に必要な事柄について検討します。時間や場所、参加できないときは、どのように連絡するかなどを決めます。集まるときにコーヒーを飲むのであれば、誰がどのように準備するかを話し合います。

　指導者は、討議が最大限の成果をもたらすために、毎回、取り上げる章を各自が事前に読んでくることの重要性を強調してください。

学習会2　テーマ：思考能力が衰えます　　　　　　（50ページ）

■ 思考能力

　思考能力は、集中力、記憶・記銘力、言語、抽象力を包括します。

■ 集中力

　認知症によって、次のことが難しくなります：

● 短い瞬間以上に長い時間集中する

● 同時に多くのことに集中する（たとえば、会話しながら、食事をする）

- 物事をやり遂げる（すぐ他のことに気を散らされる）
- 会話の筋を追う

■ 記憶・記銘力
認知症の人は次のことが難しくなります：
- 最近起こったことを思い出す
- 知識や経験をひも解く
- これからすることを計画したことを思い出す
- 新しいことを学ぶ

運動・手続き記憶や人生の過去の記憶は思い出しやすいです。

■ 言語
認知症の人は、時々次のことが難しくなります：
- 適切な言葉をみつけ、表現する（いつも決まった常套句を使いたがる）
- 自分の考えを述べる
- 複雑な言葉を理解する
- 他の言語が母語である場合、スウェーデン語（現在使用している言語）を思い出す
- 読み、書き、計算する

■ 抽象力
認知症の人は次のことがより難しくなります：
- 具体的な言葉より抽象的な言葉を理解する
- 具体的ではない状況を理解する
- 冗談のオチを理解する

次のことを話し合ってください：
- 衰えた集中力を支援するために、あなたはどのようなことをしますか？
- 「眠り始めた記憶」を呼び起こすために、あなたはどのような手段を使いま

すか？

- ●認知症疾患を患う家族（以降、認知症の家族という表現を使用する）との会話を容易にしてくれることは、どんなことでしょうか？
- ●同じ質問を10回受けるとき、あなたはどのように答えるでしょうか？
- ●認知症の家族が抽象的なことを考えるのが難しいことを、どのように気づきますか？　どう対処しますか？

学習会3　テーマ：外界への認識や体験が変化し、
**　　　　　　　人間関係が影響を受けます　　　　（68ページ）**

■ 自分と外界に対する認識

認知症の人は次のことが難しいです：

- ●自分が何歳であるかを知ること
- ●今何年であり、どの季節であるかを知ること
- ●時計の針を読み取ること
- ●よく知った場所を見つけること（環境の見当識）
- ●人や物に見覚えがあること
- ●感覚の印象を解釈すること

自分の体を認識することが困難になり、幻想や妄想を体験します。

次のことを話し合ってください：

- ●認知症疾患を患うことはどのような感じだと思いますか？
- ●「時間と場所のホームレス」になった認知症であるあなたの家族を、あなたはどのように援助しますか？
- ●認知症の家族が盗まれたと言ったら、あなたはどうしますか？
- ●浮気をしたのではないかと責められたら、あなたはどう対応しますか？
- ●善意のウソをつくことを、あなたはよいと考えますか？
- ●認知症の家族が「母親のいる家に帰りたい」と言ったら、あなたはどう答えますか？

●認知症の家族が、ここは自分の家ではないと言ったら、あなたはどう答えますか？

■ 人間関係

認知症の人は往々にして次のことを体験します：

●一人でいることができなくなります（見捨てられたと思います）
●まとわりつき、強要的な態度をとります
●他の人に対して共感し、尊重することが難しくなります
●他の人との接触に過敏になります（傷つきやすく、侵害されやすくなります）
●交流を避け、人間関係を形成することが難しくなります

次のことを話し合ってください：

●あなたと認知症の家族との関係はどのように変化しましたか？　あなたは、どのようなことに耐えることが難しいでしょうか？
●増大する依存に対して、あなたはどのように対応しますか？
●どのようなことに、あなたは一番疲れますか？
●変化したあなたの役割をどう思いますか？

学習会4　テーマ：五感から得る印象の整理が悪化し、判断力が衰えます　　　　　　　　　　　（82ページ）

■ 感覚印象の敏感性

認知症の人は次のような体験をしがちです：

●音や光に過敏になります
●多すぎる印象を遮断するために、自分の中に閉じこもります
●多様な印象を整理することが難しくなります
●嗅覚や味覚が衰えます
●痛みの感じ方が変化します

次のことを話し合ってください：

Part.4 家族と介護職員のための学習計画 | 163

- 認知症の家族が転んだとき、あなたはけがをしたかどうかをどうやって知りますか？
- 認知症の家族に痛みがあるかどうかを、あなたはどうやって見きわめますか？
- 認知症の家族が光や音に敏感になったことに気づきましたか？
- 味覚が変化すれば、あなたは何を考えるべきでしょうか？

■ 判断力

認知症の人は次のことが難しくなります：

- とる行動がどのような結果を招くかを理解すること
- 経験から学ぶこと
- 危険な状況を判断すること
- 多様な状況で期待されるべき行動をとること
- 自分に必要な支援や援助を見きわめること

次のことを話し合ってください：

- 認知症の家族の判断力が衰えたことに、あなたはどうやって気づきますか？
- 判断力が衰えるときに、考えるべき重要なことは何でしょうか？
- 家庭での安全を損なうリスク（危険なこと）を少なくするために、何をすべきでしょうか？
- 認知症の家族のふさわしくない行動に対して、あなたは周囲に対してどのように対処しますか？

学習会5　テーマ：感情のコントロールが十分にできなくなります
（87ページ）

■ 感情のコントロール

認知障害のある人は次のようになりがちです：

- 突然苛立ち、怒ります
- 心配や不安になり、葛藤がつのります

- 静観し、自分の順番を待つことが難しくなります
- 衝動的な行動をとります
- 性的な行為や行動を表に出します

次のことを話し合ってください：
- 怒ることは、周りと意思疎通を図るひとつの方法でもあるのでしょうか？
- 認知症の家族が時々興奮するのはなぜでしょうか？
- あなたの経験からみると、何が怒りを爆発させるのでしょうか？　どうすれば予防できるでしょうか？
- 認知症の家族が不安になり、悲しくなるとき、あなたはどうしますか？

■ 防衛

認知症の人は次のようになりがちです：
- 不安や葛藤に対して、効果的に防衛することが難しくなります
- 記憶問題など、困難なことを否認します
- 自分の困難の言い逃れをします
- 自分のもの忘れや、他の問題に直面しなければならない状況を避けます
- 自分の過ちを他人のせいにします
- 幼稚な行動をとります

次のことを話し合ってください：
- 私たちの防衛機制はどのような役割を果たすでしょうか？
- 認知症の家族はどのような防衛を使うでしょうか？
- 疑惑に対して、あなたはどのように対処しますか？
- 認知症の家族が、自分がやったことを否定し、あなたの責任にするとき、あなたはどうしますか？

学習会6　テーマ：自立・自律性が減少し、自尊感情がおびやかされます（46・102ページ）

■ 自立・自律性

認知症の人は次のことが難しくなります：

- やらなければならないことを開始すること
- 活動に必要な物を選択し、用意すること
- 箸などを正しく使うこと
- 正しい順番に洋服を着るなど、論理的な方法で活動を遂行すること
- 先のことを計画すること
- 自分で決定すること

次のことを話し合ってください：

- 多くも、少なくもないちょうどよい援助を、あなたはしていますか？
- 認知症の家族に、自分でできることをしてもらっていますか？
- 認知症の家族が自分の清潔を保ちやすくするために、あなたに何ができるでしょうか？
- どのように、あなたは認知症の家族の洋服の着替えや食事をしやすくしていますか？
- どのような方法で、あなたは認知症の家族の自己決定をしやすくしていますか？

■ 自尊感情

認知症の人は次のように感じられることが必要です：

- 何か役に立つ、存在することに意味がある
- 自分の状況に影響を与えることができ、いくつかのことは自分で決めることができる
- 尊敬をもって接してもらえ、人格が侵害されない
- 日々の生活に安心感がある
- 要求されたことがやりこなせる

次のことを話し合ってください：

- 認知症の家族は、自尊感情が影響を受けたことをどのように表しますか？
- 日常生活のどのような状況で、特に自尊感情を励ますことができるでしょうか？
- 低い自尊感情を高めるために、あなたは何をしますか？
- 今でも一緒にやって楽しめることは、どのようなことですか？

学習会7　テーマ：自分のケアをすること？

　家族として、認知症の家族だけではなく、あなた自身のケアをすることもとても重要です。多くの家族が自分自身のための時間をほとんどもつことができません。ストレスを感じ、十分にできていないと罪悪感を抱きます。疲労困ぱいする前に、定期的に自分の時間がもてるように調整を心がけてください。

　友人や隣人から援助の肩代わりを申し出られたら、それを受け入れてください。申し出がなければ、たとえば夜の食事の招待に出かけるときに、友人の誰かに夫に付き添ってくれないかと、聞いてみてください。あなたは驚くかもしれませんが、周りの人たちは何をすべきかさえわかれば、喜んで援助したいと思っています。最寄りの自治体のニーズ査定主事（日本では要介護認定調査員やケアマネジャー）も、ホームヘルプサービス、デイケアやショートステイなどの形態による必要な代替サービスのニーズ査定をしてくれます。

　多くの調査が、介護する家族が自分自身を大事にし、趣味や関心ごとをもち、友人たちと交流することが重要だと指摘しています。芝生を刈り、除雪をするなどの実用的な援助の申し出もぜひ受けてください。

　家族として、自分自身のニーズを優先することは当然許されることです。時々、認知症の家族のニーズを満たすことに一生懸命になり、自分のニーズを忘れ、疲れを無視しがちです。多くの地域に、同じような状況におかれた人たちと会い、経験を交換する家族のグループや家族会があります。

　あなたが家族介護者であれば、自分の健康をコントロールすることを忘れないでください。自分の主治医を定期的に訪問してください。睡眠時間が十分に得ら

れないのであれば、そのことを取り上げ、相談してください。地域包括支援セン
ターで、ケアマネジャーや医療ソーシャルワーカーと自分の状況や感情を話すこ
とによって、支援が得られます。また、センターにはリラックスやストレス対処
のための講習会があるかもしれません。日々の散歩やその他の運動も心がけてく
ださい。

　認知症の家族からの感謝や支援してもらうことへの期待を減らすことも、あな
た自身のケアにつながります。自分のやったことを認めてほしいのであれば、他
の人たちに求めてください。認知症の家族のためにできる、あるいはやるべきこ
とに対してあなたが設定する目標水準を引き下げてください。自分にできること
への期待が大きすぎ、認知症の家族の機能水準を常時高めようと頑張りすぎると、
あなたが失望し、失敗するという結果を招きます。

　次のことを話し合ってください：
- 家族としてのあなた自身の関心ごとやニーズをどのように満たすことができ
  るでしょうか？
- 状況を乗り切るために、どのような支援をしてもらう必要があるでしょう
  か？
- 援助を頼むことはどのような気持ちがするものでしょうか？　誰に、あなた
  は援助を求めますか？
- 家族の他の構成員や付き合いのある人たちは、どのような支援や援助になる
  でしょうか？　他の人が理解し、手伝ってくれることを期待する限界線はど
  こにありますか？
- あなたは、自分がしたことをいつも褒めていますか？
- 時々生じる滑稽な状況を大笑いしてもいいでしょうか？

2 | 介護職員のための学習計画

　この学習計画は、認知症ケアの現場で働き、認知障害に関する理解を深めたいと考えるあなたを対象とします。認知症疾患がもたらす多様な問題の理解を深めることは、認知症の人に対するあなたやあなたの同僚の日々の対応の仕方をよりよいものにし、適切なものに改善する可能性を与えてくれます。私たちは、この本が紹介する例をあなたの経験に関連させることができると考えるために、この本は学習会の手引きとして適切だと考えます。

■ 学習グループの編成

　認知症の人の介護をする人たちの学習会の理想的な人数は、6～8名です。実りある議論や会話、経験交換が可能となります。異なる職場からの参加になるのであれば、仕事の仕方を比較することができ、新しい見方を得ることができます。同じ職場からの参加にするのであれば、共通の対応法が設定できるように話し合いを進め、それを記録してください。グループが定期的に集まることは意義あることです。

■ 指導と責任分担

　誰かが学習会の指導者になると、運営しやすくなります。参加者の一人あるいは外部から関わってくれる人が考えられます。すべての参加者がそれぞれの知識、疑問、考え、アイデアを提供するために、学習会の指導者が教師である必要はありません。学習会の指導者は、他の参加者よりも多くの知識や経験をもっている必要もありません。しかし、学習会の指導者には、グループをまとめ、話を導く役割が求められます。指導者は、みんなで決めた時間を守り、話し合いがテーマから脱線するときには、もとに戻す責任を負います。参加者全員が話せるように、積極的に参加していると感じられるように心配りをすることも、指導者のもう一つの役割です。

　学習会を始める前に、学習会の指導者はこれからの学習会の集まりに適切で静かな会場を予約し、学習会の大まかな実施内容の提案をしておく必要があります。

すなわち、集まりの回数、会の開催時間、学習会を開催する間隔期間です。すべての参加者が『認知症ケアの自我心理学入門』（本書）の本を手に入れる必要があります。どのような入手・購入方法が可能かを調べてください。

■ 学習会での作業

- もっとも重要なことは、反芻（振り返り）、討議と会話です。
- 集まりが楽しく、学びが多いものになるように積極的に参加してください。
- 話されることに耳を傾け、他の参加者の意見に関心を示してください。
- 学習会を、愚痴をこぼす会に終わらせないため、私的な話し合いにならないようにしてください。全員、テーマに集中してください。
- 毎回の学習会に向けて、取り上げる章を事前に読み、討議される質問になじんでおいてください。

■ 学習計画

私たちが考える学習計画は8回ですが、6〜10回に設定しても問題はありません。一回の集まりの時間を1時間半にし、隔週に学習会を開催することを提案します。

最終回では、学習会の総合的な評価をする必要があります。

学習会1：学習会の計画。自己紹介と学習会に対する各自の期待。

学習会2：認知症疾患。

学習会3：思考能力が衰えます。

学習会4：自分と外界に対する認識が変化します。人間関係が影響を受けます。

学習会5：感覚の印象の処理が悪化します。判断力が衰えます。

学習会6：感情のコントロールが乏しくなります。不安は解消されなければなりません。

学習会7：自立・自律性が減少します。自尊感情がおびやかされます。

学習会8：倫理的な問題。

それぞれの学習会にテーマが設けられています。認知症になったときに自我の機能がどのような影響を受けるかについて要約し、討議のための課題を提案します。みなさんがもっとも話し合いを必要とする課題を選んでください。

学習会1　開始のための集まり

　最初の集まりは、すべての人が慣れないものです。異なる職場から参加している場合は、すべての参加者の短い自己紹介をしてください。学習会の目標を議論し、学習会から得たいことを話し合ってください。学習会の開催計画の内容と実務的な事柄（場所、時間、参加できないときの通知、コーヒー休憩など）について検討してください。また、どのような学習の仕方をするのかを話し合ってください。締めくくりとして、この本の「自我を支える対応法」の章（139ページ）の内容を一緒に確認してください。

学習会2　テーマ：もの忘れと認知症疾患　　　　　（146ページ）

　自分の理解を深め、家族からの質問に答えることができるように、本の中で紹介している認知症疾患に関する説明を読んでおくことが重要です。他の文献による補足もぜひ試みてください。集まりに、専門家を招いて話してもらうことも一つの方法です。

■ 討議課題：
- 忘れることには、認知症疾患の他にどのような原因があると考えられるでしょうか？
- 混乱状態は、どのように現れるでしょうか？
- 認知症疾患の診断を行うことはなぜ重要でしょうか？
- 軽度の認知障害（MCI）とは何でしょうか？
- アルツハイマー病の特徴は何でしょうか？
- 脳血管障害後遺症とアルツハイマー病は、どのように異なるでしょうか？
- レビー小体病と前頭側頭葉変性症の特徴は何でしょうか？

Part.4 家族と介護職員のための学習計画

学習会3　テーマ：思考能力が衰えます　　　　（50ページ）

■ 思考能力

思考能力は、集中力、記憶・記銘力、言語、抽象力を包括します。

■ 集中力

認知症疾患によって、次のことが難しくなります：

- 短い瞬間以上に長い時間集中する
- 同時に多くのことに集中する（たとえば、会話しながら、食事をする）
- 物事をやり遂げる（他のことに気を散らされる）
- 会話の筋を追う

■ 記憶・記銘力

認知症の人は次のことが難しくなります：

- 最近起こったことを思い出す
- 知識や経験をひも解く
- これからすることを計画したことを思い出す
- 新しいことを学ぶ

運動・手続き記憶や人生の過去の記憶は思い出しやすいです。

■ 言語

認知症の人は時々次のことが難しくなります：

- 適切な言葉をみつけ、表現する（いつも決まった常套句を使いたがる）
- 自分の考えを述べる
- 複雑な言葉を理解する
- 他の言語が母語である場合、スウェーデン語（現在使用している言語）を思い出す
- 読み、書き、計算する

■ 抽象力

認知症の人は次のことがより難しくなります：

- 具体的な言葉より抽象的な言葉を理解する
- 具体的ではない状況を理解する
- 冗談のオチを理解する

討議課題：

- 衰えた集中力を支援するために、あなたはどのようなことをしますか？
- 「眠り始めた記憶」を呼び起こすために、あなたはどのような手段を使いますか？
- あなたは、認知症の人とどのように話しますか？
- 認知症の人が抽象的なことを考えるのが難しくなったことを、どのように発見しますか？　どう対処しますか？

学習会4　テーマ：外界への認識や体験が変化し、
**　　　　　　　　人間関係が影響を受けます　　　　（68ページ）**

■ 自分と外界に対する認識

認知症の人は次のことが難しいです：

- 自分が何歳であるかを知ること
- 今何年であり、どの季節であるかを知ること
- 時計の針を読み取ること
- よく知った場所を見つけること（環境の見当識）
- 人や物に見覚えがあること
- 感覚の印象を解釈すること

自分の体を認識することが困難になり、幻想や妄想を体験します。

討議課題：

- 年齢と病気は人間のアイデンティティの認識にどのような影響を与えるで

Part.4 家族と介護職員のための学習計画 | 173

しょうか？

- 性のアイデンティティをどのように強化できるでしょうか？
- 「時間と場所のホームレス」になった認知症の人を、あなたはどのように援助しますか？
- 認知症疾患は、感覚の印象を解釈する能力にどのような影響を与えるでしょうか？
- 認知症の人の解釈を容易にするために、あなたはどのようなことをしますか？　具体例をあげてください。
- 認知症の人の妄想や幻想に、あなたはどのように対応しますか？
- 善意のウソをつくことを、あなたはよいと考えますか？
- 認知症の人が「母親のいる家に帰りたい」と言ったら、あなたはどう答えますか？

■ 人間関係

認知症の人はしばしば次のことを体験します：

- 一人でいることができなくなります（見捨てられたと思います）
- まとわりつき、強要的な態度をとります
- 他の人に対して共感し、尊重することが難しくなります
- 他の人との接触に過敏になります（傷つきやすく、侵害されやすくなります）
- 交流を避け、人間関係を形成することが難しくなります

討議課題：

- 認知症になると、人間関係はどのように変化しますか？
- 認知症の人があなたに対する依存を多様な形で示すとき、あなたはどのように反応し、対応しますか？
- 専門的な関係（介護士と介護を受ける人）と友人関係とでは、何が異なるでしょうか？
- 認知症の人が自分の介護士に依存することはよいことでしょうか？
- 他者との接触や人間関係が難しくなった認知症の人を、あなたはどのように援助することができるでしょうか？

学習会5　テーマ：五感から得る印象の整理が悪化し、判断力が衰えます　　　　　　　（82ページ）

■ 感覚印象の敏感性

認知症の人は次のような体験をしがちです：

- 音や光に過敏になります
- 多すぎる印象を遮断するために、自分の中に閉じこもります
- 多様な印象を整理することが難しくなります
- 嗅覚や味覚が衰えます
- 痛みの感じ方が変化します

討議課題：

- 認知症疾患になると、感覚の印象を整理する能力にどのようなことが生じますか？
- 認知症疾患の人の痛みを、あなたはどのようにして知りますか？
- バックグラウンドミュージックとしてテレビをつけておくことは、なぜ良くないのでしょうか？
- 味覚が変化すれば、何を考えるべきでしょうか？

■ 判断能力

認知症の人は次のことが難しくなります：

- とる行動がどのような結果を招くかを理解すること
- 経験から学ぶこと
- 危険な状況を判断すること
- 多様な状況で期待されるべき行動をとること
- 自分に必要な支援や援助を見きわめること

討議課題：

- 衰えた判断力は、日常生活でどのような形で現れますか？
- 判断力が衰えるときに、考えるべき重要なことは何でしょうか？

Part.4 家族と介護職員のための学習計画 | 175

- 認知症の人のふさわしくない行動に対して、あなたはどのように対処しますか？
- 周りの環境を安全にするために、あなたはどのようなことをしますか？

学習会6　テーマ：感情のコントロールが十分にできなくなります
（87ページ）

■ 感情のコントロール

認知障害のある人は次のようになりがちです：

- 突然苛立ち、怒ります
- 心配や不安になり、葛藤がつのります
- 静観し、自分の順番を待つことが難しくなります
- 衝動的な行動をとります
- 性的な行為や行動を表に出します

討議課題：

- 怒ることは、周りと意思疎通を図るひとつの方法でもあるのでしょうか？
- あなたの経験から考えると、何が怒りを爆発させるのでしょうか？
- あなたの介護を受ける認知症の人が興奮し、怒ることを、あなたはどのように予防できるでしょうか？
- 認知症の人の性的な行為・行動に対して、あなたはどのように対応しますか？
- 認知症の人が不安になり、悲しくなるとき、あなたはどうしますか？

■ 防衛

認知症の人は次のようになりがちです：

- 不安や葛藤に対して、効果的に防衛することが難しくなります
- 記憶問題など、困難なことを否認します
- 自分の困難の言い逃れをします
- 自分のもの忘れや他の問題に直面しなければならない状況を避けます（自我の縮小）

- 自分の過ちを他人のせいにします（投影）
- 幼稚な行動をとります（退行）

討議課題：
- 防衛機制にはどのような役割があるのでしょうか？
- 認知症の人はどのような防衛手法を使うでしょうか？
- 疑惑や妄想に対して、あなたはどのように対応しますか？
- 認知症の人から、あなたが盗んだと言われたらどう対処しますか？

学習会7　テーマ：自立・自律性が減少し、自尊感情がおびやかされます　　　　　　　　　　　　　　　　　（46・102ページ）

■ 自立・自律性
認知症の人は次のことが難しくなります：
- やらなければならないことを開始すること
- 道具、物や衣類などを、正しく取り扱い使うこと
- 正しい順番に洋服を着るなど、論理的な方法で活動を遂行すること
- 次の段階や作業工程へのイニシアチブをとること
- 先のことを計画すること

討議課題：
- 認知症の人の自立を、あなたはどのように容易にすることができるでしょうか？
- 認知症の人の洋服の着替えをしやすくするために、あなたはどのようにしているでしょうか？
- 認知症の人が身体的に密着した援助（排泄など）を必要とするとき、どのようなことを考えますか？
- 認知症の人が食事をとりやすくするために、あなたには何ができるでしょうか？
- どのような状況や条件の下で、認知症の人は自己決定ができる権利をもつで

しょうか？　例をあげてください。

■ 自尊感情

認知症の人は次のように感じられることが必要です：

- 何か役に立つ、存在することに意味がある
- 自分の状況に影響を与えることができ、いくつかのことは自分で決めることができる
- 尊敬をもって接してもらえ、人格が侵害されない
- 日々の生活に安心感を覚えることができる
- できるかぎり、自立して事をこなすことができる
- 要求されたことがこなせる

討議課題：

- あなたが体験した認知症の人の低い自尊感情の表現には、どのようなものがありますか？
- 日常生活のどのような状況で、特に自尊感情を励ますことができるでしょうか？
- 認知症の人の低い自尊感情を高めることが、なぜ重要でしょうか？
- 低い自尊感情を高めるために、あなたは何をしますか？

学習会8　テーマ：日常における倫理的ジレンマ　　（106ページ）

　認知症の人との出会いやケアには、いつも倫理的な問いがつきまといます。多様なケアの状況において、難しい倫理的な一連の検討が多くの場合必要になります。介護職員として、ほぼ毎日そのことに直面させられます。たとえば、この状況において正しく対処したのか、他の方法で対処したとしたら、どのようなことになったのかと自問します。

　ときには、多様な理由によって、何が正しく、何が正しくないのかという自分の内の声に従うことのできない場合があります。私たちの中で何が起こるのでしょうか？　私たち自身の中にある倫理的な原則に背くことは私たちにどのよう

な影響を与えるでしょうか？　認知症ケアにおける良い倫理とは何でしょうか？　これらの問いを反芻するためには、職場において倫理的な振り返りを実際に行うことが重要です。それは、介護職員として見抜き、聴きとる感性（力）を向上させ、良い認知症ケアの基礎を築くために必要なことです。

討議課題：

- 認知症の人との出会いにおいて、映し出されるあなたの人間観はどのようなものでしょうか？
- 認知症の人と一緒にいるときに、あなたの倫理的信念に背いた対応をしたことがあるでしょうか？　あるのであれば、それはどのような状況においてでしたか？
- 介護職員であるあなたが、認知症の人の意思とは異なることを希望するとき、だれ（どちら）の意思に従うのでしょうか？
- 良い倫理とは、ときには認知症の人の意思に背くことを意味することがあるでしょうか？
- 認知症の人の尊厳を維持するために、あなたはどのようなことをしますか？
- 認知症の人の意思よりも、家族の意見にあなたは耳を傾けるべきでしょうか？

［付録］認知症ケアのスーパービジョン
「自我を支える対応法」に基づいたスーパービジョン

1 認知症ケアのスーパービジョンと
　スーパーバイザー

　認知症の人に関わって仕事をすることは、専門知識や対応において高い質を求められます。認知症ケア分野で働く人にとっては自分の心と体が重要な道具であり、情緒的あるいは精神的に絶えず試練を要求される職業グループのひとつだといえます。介護者の精神的な負担が大きくなりすぎると、援助する人たちに対して距離をおきすぎることになります。介護分野における職員の"燃え尽き症候群"（バーンアウト）を防ぐには、多様な援助や支援が必要です。そういう意味で、スーパービジョンは、現場で働く人たちが仕事に対する意欲や喜びを感じ、関心を高揚させるうえでなくてはならない支援の方法だといえます。

　私たちは、老年臨床心理士として働く中で、スーパービジョンの必要性を痛感してきました。近年その必要性が叫ばれるとともに、スーパービジョンの目的、目標、内容についての質問を受ける機会が増えました。ただ、残念なことに、そのようなニーズに十分応えることのできるスーパーバイザーが十分確保されていないことです。今こそ、認知症ケアの分野で仕事をする多くの人たちがスーパービジョンに関心をもち、より自信をもって実践できるための知識上の支援が必要とされていると思います。

　私たちの経験を振り返ってみると、実践のための方法論を求める認知症ケアの職員がいかに多いかということです。最高のケアが提供されるには、介護職員のすべてが共通の視点をもち、同じ原則に基づいて実践することが必要です。共通の方法をもつことによって、身体的・精神的な介護環境を確固としたものにし、

認知症の人たち自身も提供される介護の内容をより深く理解することが可能になります。そのことが、介護を受ける人たちの安心感を高め、それぞれの人が保持している能力を発揮してもらうことができるからです。

このような考えから、私たちは認知症の人たちと関わるためのひとつの方法として「自我を支える対応法」を紹介してきました。この方法が出発点とするのは、認知症の人が内包する多様な能力（自我機能）を総合的に見ることにあります。自我を支える対応法の一番重要な点は、それぞれの人の能力に応じて対応することにあります。しかも、介護職員は障害をもつ人たちの自我を支援する存在として、その人たちの昔の心理的葛藤などを掘り下げ分析するのではなく、「今、ここで」機能する能力を保ち、強化することを目的とします。ここでは、自我を支える対応法に基づいたスーパービジョンとはどうあればいいのか、スーパーバイザーの役割とスーパービジョンの過程について、わかりやすく説明したいと思います。

2 なぜ、スーパービジョンが 必要なのでしょうか？

体系的な方法でスーパービジョンを実施するということは、今まで認知症ケアの分野においては、それほど当然なこととして重視されてきませんでした。スーパービジョンの重要性とニーズが指摘されるようになったのは、まだ最近のことです。

「すべての職員がスーパービジョンを受けるべきである」とか、「スーパービジョンさえ受けられたら、すべての問題が解決できるのに」という声を頻繁に耳にします。私たちも、認知症ケア分野で働くすべての職員にスーパービジョンが必要であると考えますが、同時にスーパービジョンがすべての問題を解決するものではないことも知っています。

スーパービジョンがなぜ重要かというと、

●安心して話し合いができる環境において、職員が専門職として成長し、必要

な専門能力を発展させることを援助するために

- 認知症の人やその家族に対する理解や知識を深めるために
- 認知症の人たちをよりよく理解し、正しく対応するための新しい方法を発見するために
- 介護者の実践の正しさを確認し、すぐれた介護内容を評価するために
- 認知症ケアが重要であり、有意義であることを強調するために
- 介護者の問題解決能力を高めるために
- いつも創造的であるために
- 精神的負担の重い仕事によって生じる疲れや消耗感を軽減するために
- 人に「与え」自分を「満たす」という精神的なバランスを図るために
- 介護者の実践とその根拠を明確にするために
- 仕事や自分に対する期待感を現実的なものにするために
- 仕事仲間に対する理解を深めるために
- 仕事を振り返る機会を提供するために
- 共通の対応の仕方と共通のケア思想を発展させるために

重要です。

3 スーパーバイザーとして求められることとは？

●人間観と価値観

　スーパービジョンがどのように行われるかには、意識的であろうと無意識であろうと、スーパーバイザーの基本的な価値観が反映されます。スーパービジョンは人道主義的な人間観と価値観を出発点とすべきである、と私たちは考えます。

　基本的な価値観は、認知症の人たちへの総合的な人間理解と独立した人格の尊厳に求められます。人道的な人間観は、個人の自由と責任を重視し、それぞれの人が内包する自己価値への尊敬の念によって形成されるものです。すべての人がユニークでしかも対等な価値を有する存在なのです。

●資質と専門性

スーパーバイザーにどのような資質と専門性が要求されるか、一般的に述べることはそれほど簡単ではありません。スーパーバイザーを引き受ける前に、自分にどのような動機があるのか考えることは重要なことでしょう。スーパービジョンを提供することに、自分がなぜそれほど魅力を感じるのだろうか？　専門的知識を広め、認知症ケアの質を高めたいのだろうか？　他の人の問題解決を援助したいのだろうか？　自分が中心になって、権力を握りたいのであろうか？

スーパービジョンには、絶えずスーパーバイザーのパーソナリティー（人となり）が反映されます。スーパーバイザーに専門的な教育が幾分欠けているとしても、人間的なあたたかさ、正直さ、ユーモア、関心、受容する態度、人を理解したいという意欲が、スーパービジョンを行うにあたって重要な意味をもちます。スーパーバイザーが、倫理的な認識をきちんともっていることも必要不可欠な条件です。また、自分の限界を見きわめ、自分の問題とスーパービジョンを受けるグループのニーズを区別する能力も必要とされます。

スーパーバイザーが、人を相手とする職業、たとえば認知症ケアあるいは精神障害者ケアの分野で長い経験をもっていることは望ましいことです。認知症疾患や認知障害に関する十分な専門知識をもっていることも当然必要なことです。

スーパービジョンを受けるグループの参加者の間に、認知症疾患とその障害が与える影響と結果に関する知識が不足している場合は、スーパーバイザーがまず基本的な知識を紹介する必要があります。スーパーバイザーにとって、グループ・プロセス、防衛機制や危機反応などの心理学的知識をもっていることも望ましいことです。さらに、分析的思考力があることも重要であるといえます。

4 多様なスーパービジョンの視点

認知症ケアの分野において、今まではそれほど体系化されたスーパービジョンが行われてこなかったとはいえ、日常的・自然発生的なスーパービジョンはいつの時代にも行われてきました。たとえば、経験の深い介護職員は、経験の浅い職員に対して「手を差しのべ」適切な対応ができるように援助してきたと思います。

「ピア・スーパービジョン（仲間同士の助言と援助）」は、どこの職場においても同僚間でしばしば行われてきたはずです。現場において、職員に対して多様な形で指導を提供することは職場の責任者の任務であるといえます。

スーパービジョンという概念はきわめて不明瞭ですが、それにもかかわらず流行語化していることも確かです。スーパービジョンが必要だと指摘されると、「職員のために役立つのであれば、スーパービジョンを取り入れたい」と、現場の責任者は答えます。「自分たちのことを話し合うために、スーパービジョンが必要だ」と介護職員は主張します。自分たちが何を望むのかがはっきりしないままに、スーパービジョンを要求する光景がしばしば見られます。スーパービジョンという言葉だけが独り歩きしているようです。

たとえば、職員間の問題を処理することはスーパービジョンの枠外にあるといえます。職員間の問題は、職員会議で話し合われるべきことです。しかし、問題の原因が職場での共通の対応の仕方が職場全体で確認されていないのであれば、スーパービジョンはそのための話し合いの重要な場となり得ます。

スーパービジョンが焦点をおく分野は多様ですが、次の3点にまとめられます。
- 職場の組織と構造
- 介護職員の体験と感情
- 認知症の人たちと介護職員の相互関係

○ 職場の組織と構造

職場の組織や日常の勤務形態や内容は、関係者に多くの疑問を投げかけます。特に、新しく始まった事業であれば、これらのことが議論の中心になるでしょう。自分たちの職場について職員がもっとも議論したいのであれば、職場の組織と構造に焦点をおくスーパービジョンから始めるべきです。

○ 介護職員の体験と感情

介護現場で職員がどのような体験をし、どのような感情にさらされるかということは、認知症の人との対応のあり方を考えるうえで重要であるといえます。介護の現場で起こる事態とその過程に焦点をおくスーパービジョンであれば、プロセス・スーパービジョンと呼ばれます。

プロセス・スーパービジョンにおいては、職員が体験する感情的な側面が中心的な課題となります。このスーパービジョンにおいては、「アグダがあなたを拒否したときに、あなたはなぜ、そんなに悲しく思ったのでしょうか」とか「あなたがオッレにシャワーをさせるにあたって、あなたが必要以上の強制を彼に要求したとベングトが指摘するとしたら、あなたはそれをどのように受けとめるのでしょうか」と、いうような質問がスーパーバイザーからなされることになります。

純粋なプロセス・スーパービジョンを行うには、グループ内に発生する反応を正しく処理するために、スーパーバイザーは精神（心理）療法士の資格とグループ・プロセス（グループ力動学）に関する専門的な知識と経験を必要とします。しかしここでは、その種のスーパービジョンは対象としません。

◯ 認知症の人と介護職員の相互作用

私たちがスーパービジョンにおいて重視するのは、認知症の人と介護職員間に起こりうる相互作用です。認知症の人は一般の社会からは常に忘れられがちな存在ですが、スーパービジョンの対話においては主役の役割を果たします。

◯ 自我を支える対応法から見たスーパービジョン

自我を支える対応法に基づくスーパービジョンは、外部からのスーパーバイザーによる継続的な教育として位置づけられます。それは次の３点を主な目的とします。

- 認知症の人を一人の人間として理解することに基礎をおく自我を支える対応法を、スーパービジョンの参加者（介護職員）が修得し、さらに発展できるよう援助します。
- 参加者が蓄積してきた「潜在的な知識」を、言葉にすることによって実践の意味内容を明確にし、専門的能力をより発展させられるよう援助します。
- 認知症の人とのコミュニケーションの内容を参加者が理解し、振り返ることへの関心を高めます。

スーパービジョンは、個人的に、あるいはグループで提供することができます。

認知症ケアの分野では、グループ・スーパービジョンの方がよりよい効果が得られると思います。もちろん、私たちの方法は個人的なスーパービジョンにも適用することができます。

認知症ケアにおいて自我を支える対応法が、今日、十分に普及しているわけではありません。スーパービジョン・グループの参加者に自我を支える対応法に関する知識が不足するのであれば、スーパービジョンを始める前に基礎的な知識の紹介が必要となります。参加者が自我を支える対応法を基本的に理解していないと、この方法に基づくスーパービジョンを自分のものにすることが難しくなります。

このような準備研修にどのくらい時間を割けるかは、それぞれの職場の条件によって異なるでしょう。2回の研修会として試みることもひとつのやり方ですが、スーパービジョンを始める前に、準備的な学習サークルを組織化することもよい方法だといえます。

学習サークルのテキストとしては、私たちが書いた『認知症ケアの自我心理学入門』（本書）を薦めます。学習サークルは、6回から10回に分けて行うことが望ましいでしょう。

5 スーパービジョンの過程

スーパービジョンの過程は大きく4つに分けることができます。

◯ 準備の段階

スーパービジョンを実施することが決定したら、スーパーバイザーと職員グループがまず顔を合わせることを薦めます。最初の会合は、スーパーバイザーと職員グループの双方が、スーパービジョンは始めたくないというような拒否的な意思表示ができるぐらいの、自由な雰囲気であることが必要です。

最初の会合では、グループの参加者がスーパーバイザーの人間観、経歴や経験ならびにパーソナリティー（人となり）を把握できることが重要です。スーパービジョンの内容や目標に対するグループの要望も取り上げられなければなりませ

ん。これらの過程を経て、グループから出された提案や希望をスーパーバイザーは検討することによって、スーパービジョンに関する自分の考え方や方針をグループに伝えることが可能になります。

　最初の会合には、職場の指導的立場にある人（上司あるいはグループ・リーダーなど）も含めてすべての人が参加することが重要です。まず、職員がスーパービジョンに参加することを義務づけるかどうかを、話し合わなければなりません。スーパービジョンへの参加は、職員会議やその他の会議と同様に、職員の権利であり、義務として位置づける必要があるでしょう。

　スーパービジョンの目的のひとつは、認知症の人にとって重要な意味をもつ共通の対応法を職場に確立することです。スーパービジョンが義務として位置づけられれば、職員が好むと好まざるとにかかわらず、すべての人に参加が要求されます。しかし参加者の中には、スーパービジョンに対する動機づけが薄く、真剣に取り組まない人も出てくるでしょう。それゆえに、スーパービジョンに主体的に取り組む努力が、よりよい結果をもたらすことになるでしょう。

　以上の観点から、準備段階ではスーパーバイザーと職員グループ間の合意に基づく契約が文書で、あるいは口頭で交わされることが必要です。

○ 契約

　契約は、スーパービジョンのための実務的な枠組みと合意内容を確認するものです。たとえば、以下のことに関する申し合わせが必要となります。

> ①グループの編成
> ②スーパービジョンの時間と場所
> ③守秘義務に関して
> ④スーパービジョンの内容形成

①グループの編成

　スーパービジョン・グループはひとつの職員グループ（注、スウェーデンの介護現場では比較的規模の小さい職員グループに分けて仕事をするのが一般的である）によって構成されるのが普通ですが、他の現場の職員も入れて形成すること

も可能です。適切なグループの大きさは、5人から7人です。深夜勤務職員にも参加の機会が与えられることが重要です。

　グループ内で自由に発言できる安心感が確保されるためには、参加者が毎回「決まったグループ」であることが望ましいといえます。そのように決めた場合は、代替・臨時職員や実習生はスーパービジョンに参加することができません。

②スーパービジョンの時間と場所

　1回のスーパービジョンに必要な時間は60分から90分ですが、職場がスーパービジョンのためにどのくらいの時間を割けるかということにもよります。スーパービジョンをもつ頻度としては2週間に一度が最適です。毎週ということになると、参加者が次のスーパービジョンのために準備をすることが難しくなるでしょう。継続することが重要です。長期間にわたって、同じスーパーバイザーによってスーパービジョンが運営されることが理想的です。

　スーパービジョンのスタートにおいて非常に重要なことは、スーパービジョンに使用される部屋が外部からの影響を受けない場所に位置することです。毎回同じ部屋が使用できるように努力することもきわめて重要です。すべての参加者がお互いを見届けられるような座り方（たとえば円形）を考慮する必要があります。

③守秘義務に関して

　スーパービジョンの場において発言されたことを第三者に漏らさないという合意と確認がグループ全体に求められます。参加者が発言した個人的なことは外部に漏れてはなりませんが、ケア上あるいは対応の仕方など職場全体に検討される必要がある事柄は、職場会議などで取り上げられるべきです。

　スーパービジョンの契約が交わされるときに、スーパーバイザーならびに参加者の守秘義務について確認をし、合意することが必要です。スーパーバイザーは、参加者に対してスーパービジョンの場での発言内容は外部に漏らさないという守秘義務を明確にする必要があります。また、スーパーバイザーは、経営者側あるいは管理者のいずれにも属さないことを明言する必要があります。これらのことは、スーパービジョンが相互の信頼関係の下に実施されるために重要な前提となります。

④スーパービジョンの内容形成

スーパービジョンがどのように構成されるのかということについては、すべての参加者の合意が必要です。自我を支える対応法は、多様な形でスーパービジョンに適用することができるといえます。たとえば、1人の認知症の人を事例に取り上げて、その人の多様な能力を分析し、対応法や接し方を議論することができます。あるいは、ある認知症の人がシャワーを浴びることを拒否するというような、特別な状況や具体的な問題から出発することもできます。どういう方法を選択するにしても重要なことは、スーパービジョンで話し合うためにグループがどのくらい事例の下準備ができるかということです。

スーパービジョンの経験がないグループであれば、スーパーバイザーがグループの一員に次回のスーパービジョンにおいて、特別な介護状況や特定の認知症の人を事例として取り上げるよう指示することが望ましいでしょう。

スーパービジョンをすでに経験しているグループであれば、参加者全員が次回の集まりにおいて取り上げたい問題や対象者（事例）を考えてくることを確認することです。このような場合には、確認したにもかかわらず、グループが準備してこない危険性があります。誰も取り上げたい「ケース」がないということが起こり得るからです。スーパーバイザーがグループに何を議論したいかを尋ねても、沈黙しか返ってこない場合もあります。たとえ、スーパービジョンに経験の深いグループでもこのようなことは起こり得ることです。ゆえに、私たちは次回の話し合いのためにグループ参加者が課題を準備するよう、スーパーバイザーが要求することを勧めます。

スーパービジョンへの責任は、スーパーバイザーとグループの両方に求められます。グループの責任者は、約束した課題が準備され、選ばれたテーマが積極的に議論されるよう努力する必要があります。スーパーバイザーは、議論が定められたテーマの枠に沿って進められ、発展させられることに責任をもつことが重要です。

◯ お互いに学び合い、知り合う段階

スーパービジョンの最初の段階においては、グループの間に信頼感と安心感を

生み出すための努力がスーパーバイザーに求められます。認知症ケア分野で働く職員にはスーパービジョンの経験が少ないため、スーパービジョンとは何かという初歩的な紹介がきわめて重要になります。

　スーパービジョンに慣れていない参加者は、グループで話し合うこと自体が威圧的に感じられ、不安な思いを抱くものです。スーパーバイザーは、このようなグループの雰囲気を察して、慎重に参加者を支援していかなければなりません。スーパーバイザーは、議論が軌道に乗るようグループを援助し、後の段階では初期の段階よりもさらに積極的な後押しが必要となります。長い沈黙は回避すべきです。というのは、グループの沈黙は参加者に意欲の喪失と不安を生み出す原因になるからです。沈黙は、自分を鞭打ち、何か「賢明な」ことを発言しなければならないという強いられた気持ちを参加者に抱かせます。

　お互いに学び合い、知り合う段階では、スーパーバイザーはスーパービジョンに関する質問や参加者が自分の考えを出しやすいような機会を設けることも必要になります。スーパービジョンにおいて、どのようなことが取り上げられるべきなのかという質問をよく耳にします。「家族のことを取り上げてもいいのでしょうか？」、「認知症の人が勝手に出ていって行方がわからなくなったとき、どのような責任が私たち職員に求められるのでしょうか？」とか「（介護にあたる認知症の人に対して）どのくらい個人的な人間関係であっていいのでしょうか？」

　グループの参加者の名前をできるかぎり早く覚えることは、スーパーバイザーにとってきわめて重要なことです。また、参加者全員が発言できるよう努めることもスーパーバイザーの任務だといえます。沈黙しやすい人が早い時期に発言できるよう配慮し、永遠の沈黙者にならないようにすることが重要です。スーパービジョンの初期段階の目標は、参加者全員がスーパービジョンを最善の形で利用できるために必要な安心感を作り上げることにあります。

● 実践段階

　本格的なスーパービジョンが展開されるのが実践段階です。合意に基づいて、参加者は自分が介護する認知症の人を紹介します。認知症の人の多様な能力を整理し、それに基づいて適切な自我を支える対応法を検討し、深めていきます。

　ここでは、スーパーバイザーがグループの積極性を抑制するほど主導的になっ

てはならないことが重要です。参加者がもっている能力と創造性を引き出し、グループの能力と自発的な提案を尊重することが求められます。

実践段階では、スーパーバイザーは以下のことを自分に問いかける必要があります。

- 自分は、開放的で受容的な雰囲気を作り出すよう努力しているだろうか？
- 参加者の発言に積極的に耳を傾けているだろうか、グループの参加者一人ひとりの存在を認め、確信を与えているだろうか？
- 問題解決に取り組もうとするグループの自発性を支援しているだろうか？
- グループが検討する作業を十分に援助しているだろうか？
- 自分はスーパービジョンを独り占めしようとしてはいないだろうか、自分の賢明な提案を多く出しすぎて、グループの活動を抑制してはいないだろうか？
- 自分の知識や経験を低く見すぎてはいないだろうか？
- スーパービジョンを進行させるにあたって、体系が維持されているだろうか？
- スーパーバイザーとしての自分の役割は参加者の目に明確だろうか？
- グループにとって自分は「倫理的な指針」となっているだろうか？

スーパーバイザーが時々立ち止まってみて、グループ参加者とともに自分の実践を振り返ってみることは、「正しい方向に向かっている」のか否かを明確にしてくれます。何がうまく機能し、何を変革しようと考えているのかも明らかになるでしょう。

⭕ 終結段階

明確なグループ契約には、終了時期の計画が含まれますが、スーパービジョンの途中で契約内容をあらためて話し合い、期間を延長することは可能です。しかし、スーパービジョンを継続する必要があるかどうかを分析・評価をせずに延長しないことが賢明です。また、スーパーバイザーとして、終了時に参加者から否定的もしくは肯定的な感情が吐露されることをわきまえておく必要があります。

終了直前ではなく十分時間に余裕をもって、スーパーバイザーは参加者にスーパービジョンが終了に近づいていることを知らせることが必要です。そして、取り組まれてきたことや達成したことをまとめることが重要です。全体の評価もまとめの段階に含まれるといえます。

◯ 評価

　グループの参加の仕方とスーパーバイザーの指導のあり方の両方に評価の焦点がおかれます。評価は文書あるいは口頭で行うことができます。何を評価するのか、評価表の作成をすることが望ましいでしょう。下記にあげるのは参加者に問ういくつかの重要な評価項目です。

- スーパービジョンによって、認知症の人に対するあなたの理解力は深まりましたか？
- 自我を支える対応法を発展させるための援助を受けることができましたか？ そうであれば、その内容を説明してください。
- グループとして、共通の対応法を見つけることが容易になりましたか？
- グループの雰囲気をどう思いましたか？　自分の意見や考えを自由に述べることができましたか？
- スーパービジョンでの話し合いで、あなたは十分周りから注目され、尊敬の念をもって接してもらったと思いますか？
- スーパービジョンの体系は守られてきましたか？
- スーパービジョンの構成について変えたいと思うところがありますか？　そうであれば、どのように変えたいですか？
- あなたは、私がスーパーバイザーとして十分役割を果たしたと思いますか？ 次回のスーパービジョンに向けて私が考慮したほうがいいと思うことが何かありますか？

6 スーパービジョンの時間構成

スーパービジョンは毎回、次のような流れで行われます。

⭕ 導入

スーパービジョンを柔軟にスタートさせることは非常に重要です。グループの参加者はグループ全体に溶け込み、集中するための数分間が必要です。直前に職場で衝撃的なことが生じていたとしたら、参加者がスーパービジョンでの対話に積極的に取り組めるよう、最初にそのことを話し合うための時間を割く必要があるかもしれません。また、話し合いを始める前に参加者の出席・欠席が確認されなければなりません。

⭕ 前の過程のフォローアップ

スーパーバイザーは、前回に何が議論されたかを短くまとめる必要があります。同時に、まだ議論し尽くされていない考えや質問を取り上げる機会をつくることが重要です。

⭕ 介護を受ける人や介護状況の紹介

この時間は、後の話し合いのための基礎をつくることにあてられます。前のスーパービジョンのときに交わされた合意に基づいて、参加者が事例として取り上げたい認知症の人を紹介します。十分に準備された事例紹介であることが必要です。事例紹介のマニュアルを作成することもよい助けとなるでしょう。ときには、文書による事例紹介も説明を容易にしてくれるはずです。

⭕ 事例紹介に基づいた議論

この時間帯はスーパービジョンの核心をなします。認知症の人の自我機能を全体的に把握するには、グループの全員が協力して認知症の人の多様な能力を整理し、まとめる必要があります。どのような能力が十分機能し、どのように支援すればそれらの機能をうまく保持することができるのでしょうか？　どの能力が低下しているのでしょうか？　これらの能力が最大限機能するようにするには、ど

付録 認知症ケアのスーパービジョン | 193

のような自我を支える対応法がとられるべきなのでしょうか？　共通の対応法を
実践することをグループ全体で確認することが可能でしょうか？

　スーパーバイザーの役割は、質問を投げかけることによってグループの議論を
進め、グループが適切な対応法を見出すことができるように支援することです。
また、スーパーバイザーはグループの全員が発言できるよう、すべての人の発言
がみんなから尊敬をもって迎えられるよう見守る必要があります。

● まとめ

　最後の時間は、交わされた議論のまとめに使われます。グループが到達したこ
とは何だったのでしょうか？　さらに先に進むにはどうすればいいのでしょう
か？　到達した事柄をグループはどのように職場での実践に結びつけるのでしょ
うか？

　まとめの時間は穏やかな終結を迎えるために、終わりに近づいたら新しい問題
は取り上げないよう心がける必要があります。スーパーバイザーは、スーパービ
ジョンの終了時にグループの誰一人として自分が理解されなかったとか、嫌な対
応をされたと感じなくてもすむように努力しなければなりません。また、最後に
次回のスーパービジョンの事例紹介者を決める必要があります。

7　スーパーバイザーの振り返り作業

　スーパーバイザーには、スーパービジョンの経過を整理するシステムが必要で
す。毎回のスーパービジョンが終わった後、出席者、話し合われた内容、事例紹
介をした参加者、到達点は何であったのかなどを記録することは意義あることで
す。記録することは、スーパーバイザーが全過程を振り返り、グループに生じた
ことを検討する上で重要なことです。

　1回のスーパービジョンが終わった後なるべく早く、起こったことを記録する
ことが望ましいといえます。したがって、記録のために時間を割くことが必要で
す。記録作業のための時間を確保することを忘れないでください。また、記録は
守秘義務が要求されるものであり、安全な場所に保管されなければなりません。

8 スーパーバイザーの役割と基本的姿勢

スーパーバイザーは自分の基本的姿勢と人間観を参加者に示すことによって、スーパービジョン・グループに参加する人たちの手本となり得ることができます。参加者は、スーパーバイザーの認知症の人に対する理解と対応の仕方を通して、自分の認知症の人に対する対応の仕方を学びます。スーパーバイザーは、認知症の人を見下す態度や軽蔑的な言葉づかいは厳しく指摘することが重要です。スーパーバイザーは「倫理的な指針」たる存在であることを要求されます。

スーパーバイザーのグループ参加者に対する対応の仕方が、参加者の認知症の人に対する対応に重要な影響を与えるといえます。スーパーバイザーが、スーパービジョンの参加者の意見を積極的に聞く耳をもち、尊敬の念と人間的なあたたかさをもって受容し、参加者の立場に立てるならば、認知症の人への介護職員の対応の仕方に大きく影響を与えることができます。

スーパーバイザーは、スーパービジョンが参加者にとって興味深く楽しいことであるということを伝えることができるならば、認知症の人の介護にも好ましい影響をもたらすことができます。肯定的で自由な雰囲気に満ちたスーパービジョンでの対話は、認知症の人と仕事をすることは、本来楽しいものであるという確信を参加者に与えることができるからです。

スーパーバイザーとしてユーモアを駆使できることは、歓迎されるべき長所だといえます。さらに、スーパーバイザーが参加者に対して、思いやりをもって関わりあうことはきわめて重要なことです。すべての参加者の最善を願うことをスーパーバイザーはグループ全体に伝える必要があります。スーパーバイザーとして、参加者に対して個別的に、また積極的に関わってください。しかし、「私的」な関係になることは避ける必要があります。参加者の独立した人格と私的な領域を絶えず考慮しなければなりません。スーパーバイザーは、グループの参加者が特別な誰かに賛同したり、あるいは引き立てたりする行為が避けられるよう努力をする必要があります。スーパービジョンにおいては、スーパーバイザーはすべての参加者に中立であるよう最大限に努力することが重要です。

スーパーバイザーは、参加者の整理されていない多様な感情を受けとめなければなりません。

付録 認知症ケアのスーパービジョン | 195

ときには、グループの投影としてスーパーバイザーが全員の「標的」になり、その結果、参加者の怒りや嫌悪などの否定的な感情がスーパーバイザーに向けられることがあります。また、仕事の現場に原因を発する感情がスーパーバイザーに向けられることが大いにあります。たとえば、どうにも改善しようのない仕事の環境であれば、参加者にはスーパーバイザーが何の役にも立たない存在に感じられるでしょう。

スーパーバイザーが自分を受容できることは、スーパーバイザーの仕事をこなすことを容易にしてくれます。自分の失敗を笑って受け入れることができ、過ちさえも許すことができることは必要ですが、きわめて難しいことです。すべてを理解できないことや、すべての質問に答えを得られないことを受け入れる能力を発達させることが必要になります。すべての答えとすべての問題を解決できる万能のスーパーバイザーを得たいというグループの期待感は、ときには重過ぎると感じることがあるでしょう。

スーパーバイザーであることは、往々にして孤独を感じるものです。無理解、無力、絶望、怒りなどの難しくて重たい感情を携えていかなければならないからです。このような感情をどのように処理すればよいのでしょうか？　スーパーバイザーは、いったいどこで支援と援助を得られるのでしょうか？　スーパービジョンを行う期間、スーパーバイザー自身が、自分のためのスーパービジョンをいつでも得られることが重要です。

○ 技術と整理方法
スーパービジョンにおいて、議論を整理し、先に進めることはスーパーバイザーの責任です。

- 質問という形態は、もっとも有効な整理方法です。質問が体系的な方法で投げかけられれば、議論内容をより明確にすることができます。
「もう少し詳しく話してくれませんか？」 ── 「男性としてのオーケの自尊心と体験はどうなのでしょうか」 ── 「音に対してオーケはどう反応するのでしょうか」 ── 「たくさんの人が集まる場所ではオーケはどのように反応するのでしょうか？」 ── 「このような場合に、オーケに対してどのような援

助ができるのでしょうか？」

● 普遍化・一般化することは、グループの参加者の緊張感をやわらげます。ある状況における対応の仕方が実は普通であるということを証明することは、その対応がそれほど特殊なものではないのだという確信をグループに与えることができます。

「よく理解できますよ……」──「オーケのやり方には、誰もが苛立つと思いませんか？」──「あなたの問題は私たちすべてに共通のことです」というように。

● 反省と明確化も議論を深め、さらに先に進めることが可能です。

「あなたが考えたのはこのようなことでしょうか？」──「あなたが意味することを私は正確に理解したでしょうか……」

このようなコメントは、参加者が考えていることをより明確にします。

● 確認と励ましによって、それほどまとまっていない、あるいはよく考え抜いた意見ではなくても参加者は発言する勇気を得ます。

　スーパーバイザーは、グループの参加者の私的な領域に踏み込まないことです。参加者の発言に対して、たとえば、「そのことは、あなたに何らかの関係があるのではありませんか……」などという解釈は避けましょう。「あなた自身はどうなのですか？」というような種類の質問もしないことです。

○ グループの抵抗

　スーパービジョンにおいて生じる抵抗は、スーパービジョンに反発するためにグループが意識的あるいは無意識的に使う「戦略」だと理解することができます。抵抗することは、逃避あるいは変革に対する防衛を意味することがしばしばです。

　変革のための作業は不安や心配を生み出すものです。やり慣れたこと以上に変革を要求されることは、職員にとって重たく感じられるものです。職員が、スーパービジョンを自ら希望したにもかかわらず、それに背を向けることはそれほど稀なことではありません。

　スーパービジョンにおいて見られる抵抗は、多様な形で現れます。たとえば、

参加者が、次のような態度や行動に出るときです。

- スーパービジョンを忘れる
- スーパービジョンを茶話会にしようと試みる
- スーパービジョンに遅刻する
- 準備をしてこない、つまり取り上げる課題は何もないと言う
- 無関心、疲れた顔をする、あくびをする、おもしろくないという表情をする
- 横道にそれる
- 沈黙し（攻撃的な沈黙）、拒否する
- もっとも議論されなければならないことを拒否して取り上げようとしない
- できあがった答えとスーパーバイザーの問題解決を要求する
- 参加者がお互いにはりあう
- 権威的存在に抵抗し、スーパーバイザーにたたかいを挑んでくる

　参加者の多様な抵抗を見抜き、何が起こりつつあるのかを理解することが重要です。場合によっては、自分の感想をグループに率直に話すことも適切かもしれません。スーパーバイザーは、たとえばスーパービジョンの始まりに、スーパービジョンが負担に感じられるときに「さぼりたくなる」ことは、きわめて普通で自然であることを話すこともひとつの方法です。

9 スーパービジョンの一例

　ある認知症のグループ住宅でもたれているスーパービジョンの集まりにおいて、最近入居してきたサラ・アンダーションについて話すことを決めました。グループの参加者の多くが、彼女はグループ住宅に入居するほど認知症が深刻ではないのではないかと考えています。スーパーバイザーは、サラのコンタクト・パーソン（担当介護者）であるスヴェンに彼女の背景と彼女が保持している能力を次回に事例として紹介するように依頼します。これは、グループがサラに対して、どのような自我を支える対応法が適切であるのかを議論するための資料として使う

ためです。

　次回、スーパービジョンの集まりがもたれた時点では、スヴェンはサラの子どもの１人と面接をすませていました。スヴェンが、次のように話してくれました。

◯ 生活史（ライフ・ヒストリー）

　サラは現在82歳で、今住む認知症の人のためのグループ住宅に１か月前に入居してきました。彼女の２人の子どもはサラが住むことになる住居に、彼女が子どもの頃から使い慣れてきた大好きな安楽椅子や箪笥を移して、以前の彼女の自宅にできるかぎり近くなるように整えました。

　サラは、数年前に未亡人となり、夫亡き後、小さな食料品店を受け継いで営んできました。彼女はとても元気で活力があるように見えますが、数年前インシュリン療法を必要とするかなり深刻な糖尿病を患いました。サラは外見に心を配るためか、82歳よりはずっと若く見えます。

　彼女は７人兄弟の長女で、下の兄弟たちの面倒をずっとみてきました。サラが14歳のときに母親が亡くなりました。サラは若くしてシックステンと結婚をし、２人の子どもをもうけました。スヴェンは、サラは有能で自尊心の強い人だという印象を受けたと報告します。

　１年前にサラは、認知症疾患診断を受け、脳血管障害後遺症であることが判明しました。認知症のグループ住宅に入居した理由のひとつは、深夜徘徊しているところを警察官に何度も発見されたからでした。

　以前サラは、インシュリン療法を自分で管理できたのですが、この１年間は自分でインシュリン注射を打つことができなくなってきていました。そのため地域看護師に毎日訪問してもらい、注射を打ってもらわなければならなくなりました。しかし、地域看護師が訪ねてきても、サラが家にいないことがしばしばでした。また、家にいてもドアを開けないことも時々あったと報告されています。そういうときは、サラの子どもたちに連絡がとられ、家に来てもらうようになりました。しかし、サラの生活能力は悪化し、ひとり住まいが難しくなり、現在のグループ住宅に引っ越しすることになりました。

　一番大きな問題は、自宅ではなくなぜ認知症の人のためのグループ住宅に暮らさなければならないのかが、サラにはまったく理解できないことでした。彼女は、

彼女自身に問題があることを否認し、家に帰るために一日に何回も荷造りするのでした。彼女が腹を立て、帰るのを止めようとする職員を突き飛ばすこともたびたびでした。彼女は、職員を「刑務所の看守」と呼びます。子どもたちの訪問も減ってきました。サラは、子どもたちに頻繁に電話をして、すぐ迎えに来るように言うのでした。

● 能力

スヴェンの事例紹介によって、サラの問題が何であるのかはある程度明確になりました。しかし、彼女の能力について正確に把握するには情報が十分であるとはいえません。したがって、彼女を総合的に把握し、彼女の行動の背景にある要因を理解することが必要となりました。サラに会ったことのないスーパーバイザーは、サ

1	思考能力
2	自己および外界の体験
3	感情のコントロール
4	判断力
5	対人・対象関係
6	実際的な能力（支配・達成）
7	五感から得る印象の整理
8	防衛機制
9	自尊心

ラの能力に関して質問をすることによって、サラをよく知るスヴェンや他の介護職員がサラの状況を体系的に語れるように、次ページのようなチェックポイントにまとめました。[（　）の中の数字はそれぞれの能力につけられた番号を示します]

職員に分かっていることは、サラの判断能力（4）には問題が生じており、聞いたことを理解することが難しくなってきていることです。新たに学ぶことや、新しく起こったことを記憶することも難しいし、人生の途上で起こった重要な出来事を思い出すこともサラには難しくなってきています。彼女は往々にして、10年前に閉めた店をまだ自分が運営していると言い張ります。集中力（1）が低下しており、会話中のテーマを忘れてしまいます。彼女の抽象力（1）には問題がありません。また、サラの言語理解力や表現力もそれほど低下していません。彼女の読解力も正常ですが、長い文章を理解することは難しいようです。職員は、サラがテレビの字幕入り放送に関心を示さないことは知っています。サラは計算することができても、文章を書く能力があるか否かは、職員にはわかっていません。

サラの判断力（4）には何らかの否定的な影響が見られ、自分の行為がどのよ

うな結果をもたらすかサラは理解することができないようです。そのことが、彼女が自宅に住めない理由のひとつなのですが。自分の家に住んでいるときは、糖尿病の自己管理ができず、家具に煙草の焦げ跡をつけ、お金の管理もできませんでした。年金も、数日で使ってしまう有様でした。

　グループ住宅においても見られるサラの判断力の衰えを示す例が、参加者たちから多くあげられました。糖尿病を患っているにもかかわらず、サラは目に入る甘いものは無制限に食べてしまいます。お天気に関係なく、自分が一番気に入っている夏の靴を履いて出かけようとします。最大の問題は、サラがヘビースモーカーで、住まいのいたるところで煙草を吸うことです。彼女の部屋のテーブルや安楽椅子の肘掛には、煙草の焦げ跡がたくさんできてしまいました。

　入ってくる刺激の整理をするべき彼女の「フィルター」もうまく機能しません（7）。ラジオの音や食卓での話し声が高いと彼女はイライラします。

　サラは自分が何歳であるかは知っていますが、今が何月なのか、また自分がどこに住んでいるのかを確認することが難しいようです（2）。彼女の時間に対する見当識が衰えてきています。自宅に1人で住んでいるときから、すでに昼と夜の時間の逆転が見られました。ただし、腕時計に示された針が示す時刻を読むことはまだできます。

　サラは、グループ住宅にあるトイレを探し当てることが難しいようです（2）。彼女が自分を弁護するためにもっともよく使う防衛機制（8）は、すべてを否認することです。したがって、彼女には何も問題がなく、自分ですべてのことができ、何の援助も要らないと主張します。

　職員によれば、サラは洋服の着脱はできますが、身の回りの清潔を保つことが難しくなってきています。スーパーバイザーは、参加者にサラがどのように清潔を保てないかを質問し、その状況を詳しく描写してくれるよう求めます。職員の話によると、サラは毎朝洗面をせず、歯磨きを避け、身に着ける洋服が汚れているかどうかあまり気にしません。

　サラの子どもたちの情報によれば、以前はとても外見にこだわったサラが、現在はまったく気にしなくなったことをどう考えていいのかが職員の議論の焦点になります。多くの理由が考えられます。サラは洗面することを忘れるのかもしれませんし、集中力が衰えてきているのかもしれません。または、洋服が汚れてい

るかどうか判断できないのかもしれません（1、4、6）。

　「サラは、たとえば食事などの日常に必要なことをどうやってこなすことができるのでしょうか？」と、スーパーバイザーは参加者に尋ねます。スヴェンによれば、サラは自分で食事をとることができ、大皿に盛られた料理を自分の皿に取り分けることができます。ただし、サラは他の人と一緒に朝食をとりたがらないことが問題だと誰かが付け加えます。ほとんど毎日の朝食をどうとるかが職員とサラの議論の焦点となり、それによってサラの機嫌が悪くなります。サラは、自宅では一杯のコーヒーをまず飲んでから、ゆっくりとオートミールを食べるのが習慣であったとスヴェンが指摘します。「サラが希望するのだから、自分の部屋で朝食をとるべきだと私は思います」と、スヴェンが言います。

　サラの気分はしょっちゅう変わります。日によっては、かなりのイライラ症状が見られ、介護職員が何か提案すると怒ってそっぽを向いてしまいます（3）。グループ住宅での活動には一切参加しようとしません。一緒に住む住民の誰一人とも交流しようとしません（5）。

　時々、サラは「私はバカだ」と言います。自分でやるべきことができないと機嫌が悪くなり、介護職員が提案しても拒否することがしばしばです。「サラには、試してみる勇気がないようです」と、スヴェンが言います。「彼女は失敗するのが怖くて、自信を失っているみたいです」（9）。

　一通りの分析を終えると、コンタクト・パースンのスヴェンは、なぜサラが自宅に住めないのか、その理由が理解できたと感想を述べます。「彼女がよい人生を送るには、グループ住宅に住んで、多様な援助を受けることが必要なことがよくわかりました」とスヴェンが述べると、他の参加者も彼の意見に同意します。しかしながら、問題はサラがそのことを認識できないことにあります。

⭕ 努力目標

　サラに適切な自我を支える対応法を見つけることが必要だということにグループは一致します。援助する点は以下の通りです。

202

- 自分に能力があり、十分通用すると思えるように自信を回復すること
- 能力をできるかぎりのレベルで保持すること
- 自分の困難を認められると同時に、実際にできることを見出すこと
- 他の人のために役立っていることが感じられるようにすること
- できるかぎり、日常の生活の営みを自分で決められるようにすること
- 注目されて、尊敬されるようにすること
- 住環境や周りの人に対して安心感をもてるようにすること
- 子どもたちとの交流を改善すること

○ 自我を支える対応法

サラの低下した能力に対して適切に対応するためには、どのような自我を支える対応法が必要であるかが話し合われます。グループの参加者から創造的な多くの提案が出されました。

1	思考能力
2	自己および外界の体験
3	感情のコントロール
4	判断力
5	対人・対象関係
6	実際的な能力（支配・達成）
7	五感から得る印象の整理
8	防衛機制
9	自尊心

話し合いにおいて明確になったのは、事あるごとにサラになぜ彼女が自宅に住めないかということを思い出させるのは、それほどよい方法ではないということでした（1）。その代わりに、スヴェンがサラとの間にあたたかさに満ちた安心感のある関係を築き上げる必要があるようです（5）。スヴェンが、何かというと引っ越しの荷造りをしようとするサラが何を表現したいのかを理解することができるようになれば——彼女はひょっとしたら「健康であった」頃の自分に戻りたいのかもしれません——スヴェンは彼女の行為が正しくないと主張するのではなく、彼女の感情を受けとめて、その奥にある思いを認めてあげることができるようになるでしょう。

サラへの尊敬を表現し、彼女が得意なことに関心を示すことによって、彼女の自尊心（9）を高め、グループ住宅での多様な活動にサラが参加する勇気を与えることができるでしょう。

サラの意思に反して、彼女にグループ住宅に留まることを強制する、つまり自分たちは「刑務所の看守」的な存在を果たしてきたという、罪悪感に満ちた職員の感情が取り上げられ、議論されました。

相手の心の声に耳を傾けられる感受性と繊細さを職員がもち続けられるには、倫理的な問題を話し合うことが重要だということが参加者の間で確認されます。このことによって、認知症の人の人格を侵害することを避けることができるからです。グループの参加者は今初めて、絶えず周りから監視され、職員たちを「刑務所の看守」と呼ぶようになったサラの閉じ込められた思いが理解できます。

　よく検討された日課および1週間のスケジュールによって、サラの生活に枠組みを与えること（構造化）が可能です（2）。サラはずっと新聞を購読していた習慣から、いつも読むその新聞がどこにあるかと何回も尋ねます（2）。スヴェンが、サラの息子に母親のために読みなれた新聞の購読申し込みをしてくれるよう依頼することになりました。

　職員はサラが送るサイン、たとえばトイレに行きたいのだがトイレの場所がわからないというサインに気を配り、それを読みとることによってサラの自信を高めることができると考えます（9）。何かを学ぶときに運動神経はよい手助けとなるため、単にトイレの場所を指差すのではなく、サラに付き添うことが重要であることが参加者の間で確認されます（1）。サラが、たとえば昼食のための配膳でナイフとフォークの置き方を間違えるときなどにやりがちな、それほど重要でない指摘を今後も避ける努力が必要です（9）。また、サラができるかぎり日常生活の内容を自分で決定することの重要性も確認されました。

　サラが自分でできる決定は、当然サラ自身が果たす必要があります。たとえば、引っ越しをするというような非現実的な決定は彼女の能力を超えるものです。しかし、彼女が朝起きてどの洋服を着るか、何時にシャワーを浴びるかなどの決定は、彼女自身がすべきものだといえます。

　スーパーバイザーは、サラが身の回りの清潔を保ち、洋服の着脱をできるかぎり自分で行うにはどのような援助が必要であるかを、参加者に尋ねます（6）。コンタクト・パースン（担当職員）は、彼女が洗面を行うとき、どのようにするのか思い起こさせ、指導しなければならないことを話します。彼女がいつも使うものを用意し、それらを目の届きやすい場所に置いて、正しい手順で使えるように心配りをすることが重要です。歯ブラシに歯磨き粉をつけることを思い起こさせる必要があります。スヴェンは、前の夜に翌朝着る洋服を出しておくと言います。そうすれば、サラは問題なく自分でその洋服を身に着けることができます。

グループの参加者全員が、サラが昔の外見や生活習慣を取り戻すことができるように援助することが重要だと考えます（2）。朝食については、サラが希望することでもあり、またその方が彼女の食欲も出るので、自分の部屋でとってもらうことに決めます。

　グループは、新入職員に対してサラにはまだ多くの記憶が残っているが、記憶をひもとくための支援が必要であることを伝えることが重要だという確認をします（1）。また、サラが答えることが難しい質問はしないことを考えるべきだということでも、グループは一致します（1）。そのような質問をするとサラは怒りを表し、質問する人を追い払おうとします（3、9）。サラが毎日、職員から「口頭試問」を受けなければならないような状況に追い込まれないようにすることが大切です。

　サラにとって大切な存在であった人たちのことを思い出せる、つまり残っている記憶を強化する努力が必要であることが、グループの参加者全員によって確認されます（1、9）。スヴェンが、サラの息子にアルバムに人物、場所、年月などのメモを書き込んでくれるように頼む役割を引き受けます。そうすることによって、職員はアルバムを見ながら、たとえば昔話ができるなどサラとの会話がしやすくなります（1）。

　スーパービジョンのかなりの時間が、サラの判断力の低下の話し合いにあてられます。彼女の判断力の低下は、自宅に住めなくなった最大の理由であったからです。この事例においては、職員が自分の判断力を「貸し出す」ことが自我を支える対応法です（4）。

　低下した判断力が原因でサラが危険な状態にさらされないようにするためには、いつも職員が一歩先を歩いて危険を予防する必要があることに、グループ全員が一致します（4）。サラの糖尿病を考えて、サラの目の届きやすい所にチョコレートの箱を置かないこと、サラ用の無糖のケーキは他の人と同じように見えるものを用意すること、甘味の強いデザートを出すことは控えることなども参加者の間で確認されます。散歩の前に適切な靴をそろえておくことや、サラがコートを身に着

1	思考能力
2	自己および外界の体験
3	感情のコントロール
4	判断力
5	対人・対象関係
6	実際的な能力（支配・達成）
7	五感から得る印象の整理
8	防衛機制
9	自尊心

けるとき職員が側にいて見届けることなども、自我を支える対応法のひとつです。サラの喫煙量を制限することも、絶対に必要なことです（4）。また、住民が共同で使用する居間では煙草を吸わないことと、彼女が喫煙するときはかならず職員の誰かが側に付き添うことも決定されました。

　決めた規則に関しては全員がいつも従うこと、またそれらの規則について、サラの自尊心が傷つかない方法で説明する必要があります。ただし、くどくどとした長い説明は避けるべきです。このような「制限」は、当然サラの自由を侵害することを意味します（3）。ゆえに、彼女から取り上げた自由への代償を何か提供することが必要だとグループの参加者は指摘します。たとえば、職員は彼女がいつ煙草を吸いたいのかを察し、彼女のために時間を割いて、喫煙のひとときが楽しい交流の場になるように心配りをすることです（9）。

○ 家族への支援

　スーパービジョンの最後の時間は、サラの子どもたちと母親の病気に対する子どもたちの反応にあてられます。グループ住宅が掲げる目標のひとつは、家族を支援し、家族がどのような思いでいるかということに職員が関心をもつことです。

　グループの参加者の一人が、サラの子どもたちと会って、話し合う機会を設けることを提案します。家族との会合の目的は、サラのグループ住宅での反応を以前の生活からよりよく理解すること、職員と子どもたちとの関係を築くこと、母親について、またグループ住宅における母親の生活状態に関して、子どもたちが質問をできる機会を提供することです。

　他の参加者から、家族に対応するためのプログラムがグループ住宅に必要ではないかと意見が出されます。ある家族からはグループ住宅でどのようなことが家族に許されていて、どこまで介入していいのかわからないと質問を受けたと話されました。

　スーパーバイザーは、家族の状況や当事者のグループ住宅への入居に対する反応を理解することが重要であることを強調します。「私たちは家族を介護の重要な協力者としてとらえる必要があります」と、スーパーバイザーは言います。「家族のための支援プログラムを作成することは職員と家族の連携を容易にし、家族を置き去りにすることを防ぐことができます。ただし、そのようなプログラムをつ

くることはスーパービジョンには含まれません。次回のスーパービジョンにおいて家族支援について議論することと、できれば家族を支援するためのプログラムを作成することを参加者が確認します。

10 スーパービジョンへの感想

　私たちの経験からすると、スーパービジョンはほとんどの人に肯定的に受けとめられています。参加者から寄せられた代表的な感想は次のようなものです。

- 最初は、他の人が自分の発言をどう受けとめるかと不安でした。
- 「自我機能」が失われていくという、認知症の人たちの直面する現実に向かい合っていくには、スーパービジョンはなくてはならないものです。
- 対応の方法があるということは、仕事への自信が得られます。
- 自分がやっていることは、そう間違ってはいなかったという確認ができました。また、自分の実践を言葉によって説明すること（実践の理論化）を学びました。
- 自分という人間について多くのことを学びました。
- ときには立ち止まって、自分が何をやっているのか考えてみることが大切だと思いました。
- 間違った方法でガムシャラにやらないこと、認知症の人たちが自分でできることを奪ってしまわないことの重要性を学びました。
- 認知症の人たちが、本当はこんなにも多くのことができるのだということを知ったことは、素晴らしいことでした。
- 認知症の人が怒っても、なぜ怒るのかということが理解できるようになったので、以前のような不安はなくなりました。
- よりよく理解ができるようになったことで、認知症の人たちとの仕事が楽しくなりました。

　私たちが指導したスーパーバイザーのほとんどが、スーパービジョンを行うこ

付録 認知症ケアのスーパービジョン　207

とは刺激的で、興味あることだと言っています。勇気をもって一度試してみると、続けたくなります。スーパーバイザーに過大な期待をもって参加してくるグループに最初に会うときは、不安を感じるものです。しかし、過程を追うにつれてスーパーバイザーの役割に確信をもてるようになります。スーパービジョン・グループでの自分の役割を見出し、グループとの相互作用を発展させることができるようになります。

　ある人がスーパーバイザーのことをこのように表現しました。「それぞれの団員の楽器演奏能力を尊重すると同時に、独奏者とグループ全体がそれぞれの力を発揮できるよう率いる指揮者である。すべての人が、同じ音程で同じ旋律を演奏しなければならない」

　スーパービジョンを受ける人たちからの肯定的な反応によって、スーパーバイザーは成長し、スーパービジョンが楽しく意義あるものであると考えるようになります。

　最後に、スーパーバイザーが出発点とすべき19世紀のデンマークの哲学者キルケゴールの言葉を紹介します。

　真の援助は謙虚さから始まる。援助者はまず、援助する人に対して謙虚でなければならず、次のことを理解しなければならない。援助とは、

- 支配するのではなく仕えることである
- 権力を志向することではなく、寛容性をもつことである
- 相手の考えることが理解できなくても、理解できるまで立ち留まろうとすることである。

（セーレン・キルケゴール、1859年）

次に紹介する資料1は、スーパービジョンにおいて、認知症の人の能力や困難を体系的に記述するために必要な項目の例です。これらに答えることによって、認知症の人の人格や多様な能力に関する詳細な全体像が得られます。

明らかになったそれぞれの能力に対して、適切な自我を支える対応法を選びます。個別の「オーダーメイド」をすることによって、それぞれの人に合った適切な対応を実現することができます。

資料2は、スーパービジョンで到達したことをどのように記録すればいいかという例です。

●**資料1 認知症の人の能力の体系化と適切な自我を支える対応法**
⑴認知症の人がどのような能力と困難・問題をもっているか、下記の項目に沿って熟考してみてください。

1 思考過程
①**記憶・記銘力**
　次のようなことに困難・問題があるでしょうか？
　○新しく起こったことを思い出す
　○これから何をするか思い起こす
　○記憶や経験を取り出す
　○新しいことを学ぶ

②**言葉**
　次のようなことに困難・問題があるでしょうか？
　○適切な言葉を探すことができる
　○言いたいことが表現できる
　○あなたが言っていることを理解できる
　○読み、書き、数えることができる

③集中力

次のようなことに困難・問題があるでしょうか？

○短い瞬間しか集中することができない

○同時にいくつものことを行うのが難しい

○与えられた課題をやり遂げることが難しい

○会話の筋を保つことが難しい

④抽象力

次のようなことに困難・問題があるでしょうか？

○抽象的な言葉を理解することが難しい

○具体的な状況を示さないと理解できない

○おもしろい話（落語などの）のオチを理解することが難しい

2 外界と自己に関する現実感

次のようなことに困難・問題があるでしょうか？

○今が何年で、どの季節であるかがわかる

○時計の針を読むことができる

○自分が何歳であるかがわかる

○人物や物を判別することができる

3 感情のコントロール（欲動を制御する機能）

次のようなことに困難・問題があるでしょうか？

○怒り、悲しみ、性的な衝動などの感情をコントロールする

○不安や失望を処理できる

○欲求を満たすことを待てる

○衝動的になることを避けることができる

4 判断・予測力

次のようなことができるでしょうか？

○自分の行動の結果が理解できる

○自分の経験から学ぶことができる

○どのような状況が危険なのかが判断できる

○多様な状況に「適切」に対応できる

5 他の人との人間関係（対象関係）

以下のことがあてはまるでしょうか？

○1人でいることが難しく、他人に依存する

○「べったり」あるいは必要以上に「要求」する態度が見られる

○他人の立場に立って理解することが難しい

○他人との交流に神経過敏である

6 現実検討

　日常生活で次のことができるかどうかを判断するとき、食事の状況、身の回りの始末、衣類の着脱、移動、補助器具、習慣と動機を考えてください。

○何かの活動をリードできる

○道具や対象物を使うことができる

○筋道の通った活動を遂行することができる

○衣類、対象物、道具、必要な中身などを選ぶことができる

○予定を立てることができる

7 五官から受ける印象への過敏さ（刺激防壁）

以下のことがあてはまるでしょうか？

○音や光に過敏である

○多様な印象を受けとめ、整理することができない

○痛みに対する反応が過敏、あるいは鈍感である

○嗅覚と味覚が鈍くなっている

8 防衛機制

以下のことがあてはまるでしょうか？

付録 認知症ケアのスーパービジョン　211

○不安になりやすく、葛藤を抱きやすい

○自分の記憶障害などの困難・問題を「否認」する

○自分の困難を「他の理由」にする

○自分のもの忘れやその他の問題を思い起こさせる状況を避ける

○自分の困難を他の人の責任にする

9 自尊心（支配・達成）

どのようなことが自尊心を高めるために必要でしょうか？

○他の人のために貢献ができ、役に立つ

○可能なことは自分で決める

○周りから尊厳をもって対応される

○日常生活において安心感がもてる

○できるかぎり自立した生活を送ることができる

○与えられた課題や要求をこなすことができる

⑵(1)で明らかになった、それぞれの能力に対して、あなたがどのように援助し保
持できるか、具体的な「自我を支える対応法」の提案を試みてください。

●資料2 記録例

日付	能力	自我を支える対応法	追跡日
	1 思考能力		
	① 記憶・記銘力		
010725	新しいことを学ぶことや、先ほど起こったことを思い出すのが難しい。	寛容性をもつ―何回も示すこと。質問する代わりに何が起こったか説明する。	010825
	人生の重要な出来事を忘れる。自分の店がまだあると信じている。	生活史を知り、息子にアルバムに書き込みをしてもらい、それを基にして質問をし、会話をするという支援をする。	
	洗面や歯磨きを忘れる。	洗面の習慣を思い起こさせ、導く。石鹸、タオル、歯ブラシがいつもの場所で探しやすいようにする。	
	② 言葉		
	人が言っていることを理解でき、自分を表現することも容易にできる。	会話にサラをまきこむ―彼女が退こうとするときを忘れないこと。	
	読める、長い文章に集中できないが、新聞をめくろうとする。	サラが読みなれた新聞の購読を息子に依頼する。ニュースを話題に話すこと。	
	書いたり、計算することができるだろうか?	サラが書き、計算できるかどうかを調べること。	
	③ 集中力		
	会話中やややっていることのテーマを忘れてしまう。	サラの見本になるように、職員自身が集中して、やっていることに専念すること。サラが、ひとつのことに専念し、最後までやりぬけるよう援助すること。	
	④ 抽象力		
	抽象的な表現を理解でき、冗談が好きである。	尊敬ある態度をもって、サラと冗談を交わすこと。	
	4 判断力		
010725	自分の行動の結果を理解することが難しい。	やっかいな状況を避けるために、一歩先を進むこと。	010825
	糖尿病にもかかわらず、甘いものを無制限に食べる。	チョコレートをサラの目の届く所に置かないこと。他の人たちが食べるのと同じ外見の無糖の茶菓子を用意すること。甘いデザートの提供を控えること。	
	季節に関係なく薄い夏用の靴を履く。	季節に適した靴と衣類を目の前に揃えておくこと。	
	場所を構わず煙草を吸い、家具に焼け焦げをつくる。	喫煙を制限し、サラが煙草を吸うときは誰かが付き添うこと。煙草を吸いたそうな気配を察する努力をすること。	
	9 自尊心		
	自分は「十分」ではないとの思いがあり、自分のことを自分で決定させてもらえないと思っている。サラは、「私はバカだ」とよく言う。	サラの表現の背景にある感情を理解し、受けとめる努力をすること。たとえば、「あなたがバカだとは思わないし、ありのままのあなたが好きですよ」と答えること。 できる限り、サラに決定させること、たとえば、どの洋服を着るか、いつシャワーをするかなど。サラが手洗いに行く必要があるかどうかを注意深く見守ること。	
	失敗を隠したがる。何も問題はないと否定する。	適切な要求をし、自立のための支援をすること。彼女ができることを強調し、励ますこと。	
	答えられない質問をすると怒る。	サラの問題を暴露しないこと。彼女が答えられない質問はしないこと。	
	失敗を他の責任に転嫁する。	それほど重要でない失敗(たとえば、配膳や衣類の身に着け方を間違う)は指摘しないこと。	

付録 認知症ケアのスーパービジョン | 213

・著者紹介

ジェーン・キャッシュ＆ビルギッタ・サンデル

　二人とも老年臨床心理士として、ストックホルムを中心に保健医療サービス（精神医療、老年医学とくに高齢者ケア分野）で長年、実践を続けてきた。また、スウェーデン「認知症全国協会」の活動にも参加（ジェーン・キャッシュは副会長を長年務めた）、講演活動、介護職員や家族の指導・相談にあたってきた。家族や職員のためのハンドブックなど認知症ケアの著書も多い。

・翻訳者

訓覇法子（くるべ　のりこ）

　日本福祉大学福祉経営学部・医療・福祉マネジメント研究科教授。日本語の主書「スウェーデン人はいま幸せか」（NHKブックス）、「スウェーデン四季歴」（東京書籍）、「アプローチとしての福祉社会システム論」（法律文化社）、「実践としての・科学としての社会福祉：現代比較福祉論」（法律文化社）、翻訳書にパトリシア・チューダー＝サンダール著「第3の年齢を生きる」（鳴海社）など。

認知症ケアの自我心理学入門
自我を支える対応法

2015年3月15日　第1刷発行

著　者　　**ジェーン・キャッシュ**
　　　　　ビルギッタ・サンデル

訳　者　　**訓覇法子**

発行者：田島英二
発行所：株式会社クリエイツかもがわ

　　　　〒601-8382 京都市南区吉祥院石原上川原町21
　　　　TEL 075-661-5741　FAX 075-693-6605
　　　　ホームページ　http://www.creates-k.co.jp
　　　　郵便振替　00990-7-150584
　　　　info@creates-k.co.jp

印刷所：T-PLUS／為国印刷株式会社

ISBN978-4-86342-158-5 C0036　　　　　printed in japan

認知症関連　好評既刊本　　　　　　　　　　　　　　　　　　　　　　　　本体価格表示

認知症カフェハンドブック
武地一／編著・監訳
京都認知症カフェ連絡会・NPO法人オレンジコモンズ／協力
イギリスのアルツハイマーカフェ、メモリーカフェに学び、日本で開設するための具体的な方法をわかりやすく紹介！　　　　　　　　　　　　1600円

認知症を生きる人たちから見た地域包括ケア
「京都式認知症ケアを考えるつどい」と2012京都文書
「京都式認知症ケアを考えるつどい」実行委員会／編著
京都の認知症医療・ケアの現在と道筋をデッサンし、認知症を生きる彼・彼女から見た地域包括ケアを言語化する試み―「つどい」の全記録。　　　　1800円
（3刷）

認知症の本人が語るということ
扉を開く人　クリスティーン・ブライデン
永田久美子／監修　NPO法人認知症当事者の会／編著
クリスティーンと認知症当事者を豊かに深く学べるガイドブック。認知症の常識を変えたクリスティーン。彼女自身が語る今、そして未来へのメッセージ！　2000円

私は私になっていく
認知症とダンスを〈改訂新版〉
クリスティーン・ブライデン／著　馬籠久美子・桧垣陽子／訳
自分がなくなることへの恐怖と取り組み、自己を発見しようとする旅をしてきたクリスティーン。認知や感情がはがされていっても、彼女は本当の自分になっていく。　2000円

私は誰になっていくの？
アルツハイマー病者から見た世界
クリスティーン・ボーデン／著　桧垣陽子／訳
世界でも数少ない認知症の人が書いた感情的、身体的、精神的な旅―認知症の人から見た世界が具体的かつ鮮明に分かる。　　　　　　　　　　　　2000円
（20刷）

VIPSですすめる
パーソン・センタード・ケア
あなたの現場に生かす実践編
ドーン・ブルッカー／著　水野裕／監訳
村田康子・鈴木みずえ・中村裕子・内田達二／訳　　　　　　　　2200円
パーソン・センタード・ケアの4要素（VIPS）を掲げ、実践的な内容をわかりやすく解説。
（3刷）

パーソン・センタード・ケア〈改訂版〉
認知症・個別ケアの創造的アプローチ
スー・ベンソン／編　トム・キットウッド、ボブ・ウッズ／企画・構成
稲谷ふみ枝・石崎淳一／監訳　　　　　　　　　　　　　　　　　1500円
「パーソンセンタード・ケア」の理念と考え方。専門職、家族にもわかりやすいテキスト。

認知症関連　好評既刊本　　　　　　　　　　　　　　　　　　　　　本体価格表示

やる気と自信を呼びさます
認知症ケアと予防に役立つ　料理療法
湯川夏子／編著　前田佐江子・明神千穂／共著
高齢者にとって長年慣れ親しんできた日常生活の一端である料理を通して、楽しみとやる気を得、役割を担うことで精神面での向上につながる。　　　　　2200円

ダンスコミュニケーション　認知症の人とつながる力 [CD-ROM 付]
ヘザー・ヒル／著　三宅眞理・吉村節子／編　山口樹子／訳
ダンスは認知症の本人にも生きる楽しみと元気を与え、まわりの人との関係も改善してくれる！　認知症の人の人生を、そして寄り添う人の人生を豊かにする方法の一つとしてダンスを紹介。さあ、一緒にダンスをしてみませんか？　　　1500円

介護の質　「2050年問題」への挑戦
森山千賀子・安達智則／編著
特別な人が介護を要するのではなく、誰もが介護に関わる時代はすぐそこにきている。地域に根ざした豊富な事例と深い理論的考察、先駆的な取り組みに学びながら、「介護の質」が保障された地域社会を展望する。　　　　　　　　　　　　2200円

食べることの意味を問い直す
物語としての摂食・嚥下
新田國夫・戸原　玄・矢澤正人／編著
医療の急速な進歩と「人が老いて生きることの意味」を「摂食・嚥下のあゆみとこれから」「嚥下の謎解き―臨床と学問の間」をテーマに語る！　　　　　2200円

人間力回復　地域包括ケア時代の「10の基本ケア」と実践100
大國康夫／著（社会福祉法人協働福祉会）
施設に来てもらったときだけ介護をしてればいいという時代はもう終わった！あすなら苑の掲げる「10の基本ケア」、その考え方と実践例を100項目にまとめ、これからの「地域包括ケア」時代における介護のあり方、考え方に迫る。　　　　　　　2200円

【2刷】

あなたの大切な人を寝たきりにさせないための
介護の基本　あすなら苑が挑戦する10の基本ケア
社会福祉法人協同福祉会／編
施設内に悪臭・異臭なし。オムツをしている人はゼロ！全員が家庭浴に。大切な人を寝たきりにさせない、最後までその人らしく生活できる介護とは―。　　1800円

【7刷】

ケアメンを生きる　男性介護者100万人へのエール
津止正敏／著
男女が共に介護を担う時代は、新しい社会の幕開け！　男女とわず誰もが介護を担う時代……男女が手を携え、家族と自分の老後を安心して託すことが可能な、新しい介護のスタイルとシステムを創造していくことを提起。　　　　　　　1600円